船舶制造业职业病危害防护技术

主编　陈建武　刘宝龙

煤炭工业出版社

·北　京·

图书在版编目（CIP）数据

船舶制造业职业病危害防护技术/陈建武，刘宝龙主编.
－－北京：煤炭工业出版社，2018
ISBN 978－7－5020－6537－9

Ⅰ.①船… Ⅱ.①陈… ②刘… Ⅲ.①造船工业—职业危
害—防护 Ⅳ.①R135

中国版本图书馆 CIP 数据核字（2018）第 045646 号

船舶制造业职业病危害防护技术

主　　编	陈建武　刘宝龙
责任编辑	曲光宇
责任校对	孔青青
封面设计	王　滨

出版发行　煤炭工业出版社（北京市朝阳区芍药居 35 号　100029）
电　　话　010－84657898（总编室）
　　　　　010－64018321（发行部）　010－84657880（读者服务部）
电子信箱　cciph612@126. com
网　　址　www. cciph. com. cn
印　　刷　北京玥实印刷有限公司
经　　销　全国新华书店

开　　本　787mm×1092mm¹/₁₆　**印张**　11¹/₄　**字数**　270 千字
版　　次　2018 年 5 月第 1 版　2018 年 5 月第 1 次印刷
社内编号　9417　　　　　　　　**定价**　48.00 元

编写人员名单

主　　编　陈建武　刘宝龙

副 主 编　杨　斌　梁莎莎

编写人员（按姓氏笔画排序）

刘林东	刘宝龙	孙　萌	杜会芳	李　璮
杨　斌	张　波	张　晴	张明明	张忠彬
陈　刚	陈建武	陈振芳	林浩宇	周书林
赵德雷	段志博	陶津徽	梁莎莎	戴靖文

前　　言

目前，我国职业病危害形势严峻，《中华人民共和国职业病防治法》等法律法规明确提出了"产生职业病危害的用人单位的工作场所应当有与职业病防治工作相适应的有效防护设施，职业病危害因素的强度或者浓度应符合国家职业卫生标准"的要求。

为了普及职业病危害防护知识尤其是船舶制造业的职业病危害防护知识，引进和推广用人单位职业病危害先进技术防护，提高用人单位职业病危害防护技术装备水平，消除或降低作业场所尘毒等危害因素的浓度或强度，有效改善作业环境，保护劳动者职业健康，在借鉴国内外先进职业病危害防护技术的基础上，密切结合我国船舶制造业职业病危害情况和实际需求以及相关法律法规和标准的规定，编写完成了《船舶制造业职业病危害防护技术》。

本书共包括 8 章内容，重点围绕船舶制造业职业病危害防护技术，分别从职业病危害基础知识、船舶制造工艺及职业病危害、电焊烟尘危害及其防护技术、涂装作业毒物危害及其防护技术、高温危害及其防护技术、噪声与振动危害及其防护技术、职业病危害个体防护、职业病危害管理措施等方面进行了阐述，重点介绍船舶制造业职业病危害及其防护技术。

本书的编写和出版得到了国家科技支撑计划课题（2015BAK40B01）以及中国安全生产科学研究院基本科研业务费专项资金项目（2016JBKY01）等项目的支持，在此表示感谢！

由于时间紧迫，本书在编写过程中难免有遗漏或不妥之处，敬请批评指正。

编　者

2017 年 12 月

目　　次

第一章 职业病危害基础知识

第一节 常 用 术 语

用人单位职业病危害管理与控制常用基本名词术语如下。

一、职业卫生

职业卫生是对工作场所内产生或存在的职业性有害因素及其健康损害进行识别、评估、预测和控制的一门科学，其目的是预防和保护劳动者免受职业性有害因素所致的健康影响和危险，使工作适应劳动者，促进和保障劳动者在职业活动中的身心健康和社会福利。

二、职业病危害

职业病危害又称为职业危害，指对从事职业活动的劳动者可能导致职业病及其他健康影响的各种危害。

三、职业病危害因素

职业病危害因素是职业活动中影响劳动者健康的、存在于生产工艺过程以及劳动过程和生产环境中的各种危害因素的统称。

四、职业病

职业病是指用人单位、事业单位和个体经济组织等用人单位的劳动者在职业活动中，因接触粉尘、放射性物质和其他有毒有害因素而引起的疾病。

五、职业禁忌证

职业禁忌证是指劳动者从事特定职业或者接触特定职业病危害因素时，比一般职业人群更易于遭受职业病危害和罹患职业病或者可能导致原有自身疾病病情加重，或者在从事作业过程中诱发可能导致对他人生命健康构成危险的疾病的个人特殊生理或者病理状态。

六、职业接触限值

职业接触限值是职业性有害因素的接触限制量值，指劳动者在职业活动过程中长期反复接触，对绝大多数接触者的健康不引起有害作用的容许接触水平。化学有害因素的职业接触限值包括时间加权平均容许浓度、短时间接触容许浓度和最高容许浓度 3 类。

（1）时间加权平均容许浓度（PC - TWA）是以时间为权数规定的 8 h 工作日、40 h 工作周的平均容许接触浓度。

（2）短时间接触容许浓度（PC - STEL）是在遵守 PC - TWA 前提下容许短时间（15 min）接触的浓度。

（3）最高容许浓度（MAC）是工作地点、在一个工作日内、任何时间有毒化学物质均不应超过的浓度。

七、总尘与呼尘

总粉尘是指可进入整个呼吸道（鼻、咽和喉、胸腔支气管、细支气管和肺泡）的粉尘，简称总尘。技术上系用总粉尘采样器按标准方法在呼吸带测得的所有粉尘。

按呼吸性粉尘标准测定方法所采集的可进入肺泡的粉尘粒子，其空气动力学直径均在 7.07 μm 以下，空气动力学直径 5 μm 粉尘粒子的采样效率为 50%，简称呼尘。某颗粒物（任何形状和密度）与相对密度为 1 的球体在静止或层流空气中若沉降速率相等，则球体的直径视做该颗粒物的空气动力学直径。

八、职业病危害作业

职业病危害作业指劳动者在劳动过程中可能接触到职业病危害因素的作业。《职业卫生名词术语》（GBZ/T 224—2010）规定：

（1）高温作业是指在高气温，或有强烈的热辐射，或伴有高气湿相结合的异常气象条件下，WBGT 指数超过规定限值的作业。

（2）低温作业是指平均气温小于或等于 5 ℃的作业。

（3）噪声作业是指存在有损听力、有害健康或有其他危害的声音，且 8 h/d 或 40 h/周噪声暴露等效声级大于或等于 80 dB（A）的作业。

九、职业病危害程度

职业病危害程度是从事职业病危害作业的劳动者接触某种或多种职业病危害因素的有害性与接触水平的组合。其中职业病危害因素有害性是指职业病危害因素造成从事其职业病危害作业的劳动者导致职业病或其他健康影响的能力；职业病危害因素接触水平是指从事职业病危害作业的劳动者接触某种或多种职业病危害因素的浓度或者强度。

十、职业病防护设施

职业病防护设施是指消除或降低工作场所的职业病危害因素的浓度或强度，预防和减少职业病危害因素对劳动者健康的损害或影响，保护劳动者健康的设备、设施、装置、构（建）筑物等的总称。

十一、应急救援设施

应急救援设施指在工作场所设置的报警装置、辐射剂量测量设备、个人剂量监测设备、现场急救用品、洗眼器、喷淋装置等冲洗设备和强制通风设备，以及应急救援使用的通信、运输设备等。

十二、个体防护用品

个体防护用品又称个人职业病防护用品，指劳动者在劳动中为防御物理、化学、生物等外界因素伤害而穿戴、配备以及涂抹、使用的各种物品的总称。

十三、职业健康监护

职业健康监护是以预防为目的，根据劳动者的职业接触史，通过定期或不定期的医学健康检查和健康相关资料的收集，连续性地监测劳动者的健康状况，分析劳动者健康变化与所接触的职业病危害因素的关系，并及时地将健康检查和资料分析结果报告给用人单位和劳动者本人，以便及时采取干预措施，保护劳动者健康。职业健康监护主要包括职业健康检查和职业健康监护档案管理等内容。职业健康检查包括上岗前、在岗期间、离岗时和离岗后医学随访以及应急健康检查。

十四、辅助用室

辅助用室是指评价对象依据其卫生特征状况所设置的工作场所办公室、卫生用室（浴室、存衣室、盥洗室、洗衣房）、生活用室（休息室、食堂、厕所）、妇女卫生室、医务室等。

第二节　职业病危害相关法律法规及标准

我国的职业病危害相关法律法规及标准如下。

一、中华人民共和国宪法

《中华人民共和国宪法》第四十二条规定："中华人民共和国公民有劳动的权利和义务。国家通过各种途径，创造劳动就业条件，加强劳动保护，改善劳动条件，并在发展生产的基础上，提高劳动报酬和福利待遇。国家对就业前的公民进行必要的劳动就业训练。"第四十三条规定："中华人民共和国劳动者有休息的权利。国家发展劳动者休息和休养的设施，规定职工的工作时间和休假制度。"第四十八条规定："中华人民共和国妇女在政治的、经济的、文化的、社会的和家庭的生活等各方面享有同男子平等的权利"。

二、职业病危害相关法律法规及部门规章

我国的职业病危害相关法律主要有《中华人民共和国职业病防治法》《中华人民共和国安全生产法》《中华人民共和国劳动法》和《中华人民共和国工会法》等。《中华人民共和国职业病防治法》（以下简称《职业病防治法》）为了预防、控制和消除职业病危害，防治职业病，保护劳动者健康及其相关权益，促进经济社会发展，根据宪法

而制定。

《职业病防治法》于 2001 年 10 月 27 日第九届全国人民代表大会常务委员会第二十四次会议通过，根据 2011 年 12 月 31 日第十一届全国人民代表大会常务委员会第二十四次会议《关于修改〈中华人民共和国职业病防治法〉的决定》第一次修正，根据 2016 年 7 月 2 日第十二届全国人民代表大会常务委员会第二十一次会议《关于修改〈中华人民共和国节约能源法〉等六部法律的决定》第二次修正，根据 2017 年 11 月 4 日第十二届全国人民代表大会常务委员会第三十次会议《关于修改〈中华人民共和国会计法〉等十一部法律的决定》第三次修正。

《职业病防治法》由总则、前期预防、劳动过程中的防护与管理、职业病诊断与职业病病人保障、监督检查、法律责任和附则构成，适用于中华人民共和国领域内的职业病防治活动。提出职业病防治工作坚持预防为主、防治结合的方针，要求建立用人单位负责、行政机关监管、行业自律、职工参与和社会监督的机制，实行分类管理、综合治理。

目前，职业病危害相关法规主要包括《使用有毒物品工作场所劳动保护条例》（国务院令第 352 号）和《中华人民共和国尘肺病防治条例》（国务院令第 105 号）。其中《使用有毒物品工作场所劳动保护条例》于 2002 年 4 月 30 日经国务院第 57 次常务会议通过，2002 年 5 月 12 日公布并施行；《中华人民共和国尘肺病防治条例》于 1987 年 12 月 3 日经国务院常务会议通过并颁布实施。上述条例制定实施时间较长，正在对其进行修正和完善。

职业病危害主要相关部门规章及规范性文件如下：

（1）《工作场所职业卫生监督管理规定》（国家安全生产监督管理总局令〔2012〕第 47 号）。

（2）《职业病危害项目申报办法》（国家安全生产监督管理总局令〔2012〕第 48 号）。

（3）《用人单位职业健康监护监督管理办法》（国家安全生产监督管理总局令〔2012〕第 49 号）。

（4）《职业卫生技术服务机构监督管理暂行办法》（国家安全生产监督管理总局令〔2012〕第 50 号）。

（5）《建设项目职业卫生"三同时"监督管理办法》（国家安全生产监督管理总局令〔2017〕第 90 号）。

（6）《职业病分类和目录》（国卫疾控发〔2013〕48 号）。

（7）《职业病危害因素分类目录》（国卫疾控发〔2015〕92 号）。

（8）《建设项目职业病危害风险分类管理目录（2012 年版）》（安监总安健〔2012〕73 号）。

（9）《防暑降温措施管理办法》（安监总安健〔2012〕89 号）。

（10）《职业卫生档案管理规范》（安监总厅安健〔2013〕171 号）。

（11）《用人单位职业病危害告知和警示标识管理规范》（安监总厅安健〔2014〕111 号）。

（12）《用人单位职业病危害因素定期检测管理规范》（安监总厅安健〔2015〕16 号）。

（13）《关于加强用人单位职业卫生培训工作的通知》（安监总厅安健〔2015〕121 号）。

（14）《用人单位劳动防护用品管理规范》（安监总厅安健〔2015〕124 号）。

（15）《关于贯彻落实〈建设项目职业病防护设施"三同时"监督管理办法〉的通知》（安监总厅安健〔2017〕37 号）。

三、常用职业病危害相关技术标准及规范

（1）《工业用人单位设计卫生标准》（GBZ 1）。

（2）《工作场所有害因素职业接触限值　第 1 部分：化学有害因素》（GBZ 2.1）。

（3）《工作场所有害因素职业接触限值　第 2 部分：物理因素》（GBZ 2.2）。

（4）《工作场所职业病危害警示标识》（GBZ 158）。

（5）《工作场所空气中有毒物质监测的采样规范》（GBZ 159）。

（6）《工作场所空气有毒物质测定》（GBZ/T 160）。

（7）《职业健康监护技术规范》（GBZ 188）。

（8）《工作场所物理因素测量》（GBZ/T 189）。

（9）《工作场所空气中粉尘测定》（GBZ/T 192）。

（10）《石棉作业职业卫生管理规范》（GBZ/T 193）。

（11）《工作场所防止职业中毒卫生工程防护措施规范》（GBZ/T 194）。

（12）《有机溶剂作业场所个人职业病防护用品使用规范》（GBZ/T 195）。

（13）《使用人造矿物纤维绝热棉职业病危害防护规程》（GBZ/T 198）。

（14）《高毒物品作业岗位职业病危害告知规范》（GBZ/T 203）。

（15）《高毒物品作业岗位职业病信息指南》（GBZ/T 204）。

（16）《密闭空间作业职业病危害防护规范》（GBZ/T 205）。

（17）《工作场所有毒气体检测报警装置设置规范》（GBZ/T 223）。

（18）《职业卫生名词术语》（GBZ/T 224）。

（19）《用人单位职业病防治指南》（GBZ/T 225）。

（20）《工业建筑供暖通风与空气调节设计规范》（GB 50019）。

（21）《建筑采光设计标准》（GB 50033）。

（22）《建筑照明设计标准》（GB 50034）。

（23）《工业建设单位总平面设计规范》（GB 50187）。

（24）《个体防护装备选用规范》（GB/T 11651）。

（25）《生产过程安全卫生要求总则》（GB/T 12801）。

（26）《呼吸防护用品选择、使用与维护》（GB/T 18664）。

（27）《护听器选择指南》（GB/T 23466）。

（28）《个体防护装备配备基本要求》（GB/T 29510）。

（29）《洁净厂房设计规范》（GB 50073）。

（30）《工业用人单位噪声控制设计规范》（GB/T 50087）。

（31）《局部排风设施控制风速检测与评估技术规范》（AQ/T 4274）。

（32）《造船行业职业病危害控制规范》（DB 31/635）。

第三节　职业病与职业病危害因素的分类

2013 年 12 月 23 日，国家卫生计生委、人力资源和社会保障部、国家安全监管总局、全国总工会 4 部门联合印发《职业病分类和目录》(国卫疾控发〔2013〕48 号)。《职业病分类和目录》将职业病分为职业性尘肺病及其他呼吸系统疾病、职业性皮肤病、职业性眼病、职业性耳鼻喉口腔疾病、职业性化学中毒、物理因素所致职业病、职业性放射性疾病、职业性传染病、职业性肿瘤、其他职业病 10 类 132 种。2002 年 4 月 18 日原卫生部和原劳动保障部联合印发的《职业病目录》予以废止。

为贯彻落实《职业病防治法》，切实保障劳动者健康权益，根据职业病防治工作需要，国家卫生计生委、国家安全监管总局、人力资源社会保障部和全国总工会联合组织对职业病危害因素分类目录进行了修订。2015 年 11 月 17 日，颁布了《职业病危害因素分类目录》(国卫疾控发〔2015〕92 号)，2002 年 3 月 11 日原卫生部印发的《职业病危害因素分类目录》同时废止。

2015 年颁布的《职业病危害因素分类目录》主要包括粉尘、化学因素、物理因素、放射性因素、生物因素和其他因素六大类 459 种，其中，粉尘 52 种，化学物质 375 种，物理因素 15 种，放射性因素 8 种，生物因素 6 种，其他因素 3 种。另外，粉尘、化学物质、物理因素、放射性因素、生物因素还各含有一个开放性条款。

第四节　职业病危害防护对策与选用原则

一、基于风险评估的防护对策

职业健康风险是指劳动者职业活动过程中，因接触职业病危害因素发生健康损害的可能性的大小以及结果严重性的大小的组合。即化学物质的风险是由其本身内在具有的危险有害性强度以及不同职业活动中的暴露程度所决定。

风险评价是指系统地、富于逻辑性地识别与评估存在的职业病危害风险，研究提出应当优先采取的控制措施，并通过实施控制措施来最大限度地控制工作现场风险，将各类职业病危害因素可能导致接触人员职业健康损害的风险控制在可容许的范围内的过程。

风险评价以风险管理代替传统的危害因素（危险源）管理，通过评价有害性与职业暴露导致的风险，确定职业卫生管理的优先顺序，设定管理的目标，并对管理的状况与效果进行评价，从而实现更加合理的预防对策管理。其主要效果表现在以下几个方面：①可以合理确定控制风险的优先顺序；②可以采取以消除或控制职业病危害风险为着眼点的技术措施；③可以对比成本与效果，采取更加合理的措施；④可以促进满足法规要求，并取得比其更好的效果；⑤可以提高残余风险的控制效果。

风险评价不存在一个标准的程序，一般应根据用人单位现场的实际情况实施即可。多数情况下，风险评价遵循下列程序。

（一）划分评价单元，收集相关信息

评价单元多以能够反映劳动者职业暴露情况的具体生产场所或工艺过程进行划分，然后针对划分的评价单元，收集其工作场所、作业人员以及作业环境有害因素等信息。划分单元与收集信息的主要目的在于识别工作场所的作业环境存在哪些有害因素，哪些作业人员在何种作业任务与作业地点可能暴露有害因素，有害因素有何健康效应与职业接触限值以及了解现有或拟定的防护措施情况。

工作场所信息一般包括工艺流程、生产过程、设备设施以及其他影响暴露的潜在因素的信息。

（二）识别与确定风险评价的对象

风险评价的对象包括作为评价对象的职业病危害因素以及作为评价对象的职业暴露人员。对于推测接触水平大于接触限值10%的危害因素、接触水平难于推测的危害因素应作为职业病危害因素予以识别。对于明确没有人员接触的职业病危害因素或有害性很低的危害因素一般可不作为实施检测与评价的职业病危害因素予以识别，如有害性很低的水溶液、沸点很高的油类、不能产生粉尘的固体、使用量极少的物质、仅在密闭系统内处理的物质以及推测接触水平小于接触限值10%的危害因素。一般情况下，下列情况可不作为实施检测与评价的职业病危害因素予以识别：

（1）明确没有人员接触的职业病危害因素。

（2）对于职业暴露人员，应依据收集的信息，分析与确定接触各类危害因素的相似暴露组（SEG）。所谓相似暴露组，是指一组对某一因素有相同暴露特征的作业人员，他们具有相似的工作任务与频率、工作流程、使用物料以及作业方式。

（三）有害性评价

有害性是指化学物质自身具有的导致健康损害的潜在能力。有害性评价是指依据职业病危害因素的有害性种类及其有害性分级（区）评价其有害性程度。

首先依据获取的化学物质的 MSDS，调查和记录其依据 GHS 分类的毒性种类与分级（区）。GHS 是关于化学品分类与标识的国际协调系统，即按照全球统一的规则，依据化学物质有害性的种类与程度进行分类，对标签进行标识以及提供 MSDS 的系统。依据 GHS 化学物质的毒性种类与分级（区）（表1-1）确定职业病危害因素的有害性程度。

表1-1 GHS 化学物质的毒性种类与分级（区）

毒 性 种 类	有害性分级（区）	毒 性 种 类	有害性分级（区）
急性毒性	5级×6类	生殖毒性	4级
皮肤刺激性和腐蚀性	5级	致癌性	3级
眼部重度损伤与刺激性	3级	特定脏器与全身毒性	4级
呼吸系统致敏性	1级	生殖细胞突变性	3级
皮肤致敏性	1级		

然后根据毒性分级结果，按使用 GHS 分类的有害性评估分级方法，确定职业病危害因素的有害性程度。

（四）职业暴露评价

职业暴露是指从事职业活动的劳动者在特定时间段接触某种或多种职业病危害因素的浓度（强度）。职业暴露评价是指依据接触有害因素作业人群的职业暴露水平与职业接触限值的对比评价职业暴露的程度。

（五）评估风险级别

评估风险级别是指依据职业病危害因素的有害性程度评价结果以及职业暴露评价结果，评估接触不同职业病危害因素的风险级别。

（六）研究与实施风险控制措施

研究与实施风险控制措施是指通过策划和实施综合性控制措施，将职业健康风险降低至可容许的范畴。

二、职业病危害防护对策的选用原则

风险控制措施的研究与实施一般遵循以下原则。

（一）风险优先顺序

风险优先顺序是指应当优先针对高级别风险研究与实施控制措施，将其控制在可容许范畴，针对不同级别的风险依照不同原则采取控制措施。

（二）措施优先顺序

措施优先顺序是指研究与实施控制措施时，应当优先选择能够从根本上消除或降低风险的措施，并实施综合治理。一般应遵循以下优先顺序：

（1）消除危害因素，如采用无毒代替有毒、低毒代替高毒的原辅材料。

（2）避免产生危害因素，如改革生产工艺、作业方法等。

（3）控制危害因素产生，如将设备密闭化、自动无人化以及采取隔离有害工艺、隔离操作等措施。

（4）控制危害因素环境浓度与扩散，如采取局部排风装置、吹吸式通风装置、全面通风装置等措施。

（5）控制个人暴露，如设置控制区域禁止进入、制定作业标准、缩短作业时间、佩戴个人防护用品等措施。

（6）残留风险管理，如监测个人接触水平、员工告知与培训、职业健康监护、工作场所警示标识等措施。

（三）成本与效果综合考量，底线是符合法规要求

研究与实施风险控制措施时，还应综合考量下列因素，努力实现以最低的成本获得最大的控制效果：

（1）按照一般性优先顺序，优先策划降低风险效果好的控制措施。

（2）明确针对控制措施的法规规定，确保符合法规标准的最低要求。

（3）综合考量费用、效果、生产性影响、作业性影响、所需时间等，选择最佳的控制措施。

（4）存在多项可选控制措施时，应优先选择效果可信且不依赖于人员作业行为的措施。

（5）存在多项同等控制效果措施时，应优先选择用人单位经营负荷较小的控制措施。

第二章 船舶制造工艺及职业病危害

第一节 职业病危害现状

一、行业概况

按照国家统计局公布的《国民经济行业分类》（GB/T 4754）的标准，本行业为"铁路、船舶、航空航天和其他运输设备制造业"大类下的"船舶及浮动装置制造"，属于制造业范畴，在国民经济行业分类中为中类。

"船舶及浮动装置制造"简称船舶工业，亦称造船工业或造船业，是承担各种军民用舰船及其他浮动工具的设计、建造、维修和试验及其配套设备生产的重工业。该行业是为航运业、海洋开发及国防建设提供技术装备的综合性产业。

船舶制造业是我国国际竞争力最强的产业之一，也是我国重加工工业中位居世界前列的少数产业之一，也是实现"一带一路"国家战略的关键产业之一。我国造船业自20世纪70年代末开始大步走向国际市场，30多年来取得了举世瞩目的成就。1994年，我国船舶工业首次居世界造船第三位；2006年，赶超日本，居世界第二位；2010年与2011年，按载重吨统计，我国的造船完工量、新接订单量及手持订单量三大指标均超过韩国，处于全球首位，成为第一造船大国。

截至2011年，全国规模以上船舶工业企业有1536家，造船完工量为7665万载重吨，完成工业总产值7775亿元。按载重吨计，造船完工量、新接订单量、手持订单量分别占世界市场份额的45.1%、52.2%、43.3%。

上海、江苏、辽宁、浙江、广东五省是我国造船能力的主要集中地区，造船完工量自2003年名列全国造船完工量前五位，五省造船完工总量占全国造船完工量的90%以上。其中，上海、辽宁和广东三大地区已经形成我国骨干造船企业集中的三大造船基地，分别占全国造船完工量的24%、18%、5%。两大主要造船集团中国船舶工业集团和中国船舶重工集团的骨干船厂基本分布在这些地区。

二、行业分类

船舶工业包括金属船舶制造、非金属船舶制造、娱乐船和运动船制造、船用配套设备制造、船舶改装和拆除、航标器材及其他相关装置制造6个子行业，见表2-1。

三、行业特点

（一）产业关联度高

船舶是一个复杂的系统，一个船舶产品是由数以万计的零部件和配套产品构成的，船舶由成千上万种零件构成，几乎与各个工业部门都有关系。除特有的船体建造技术外，造船还涉及机械、电气、冶金、建筑、化学以至工艺美术等各个领域。根据《中国 2007 年投入产出表》分析发现，在我国国民经济 135 个产业中，船舶工业与其中 113 个产业部门存在直接消耗关系，关联面高达 83.7%。

表 2-1　我国船舶工业子行业情况

序号	船舶及相关装置制造	说　明
1	金属船舶制造	指以钢质、铝质等各种金属为主要材料，为民用或军事部门建造远洋、近海或内陆河湖的金属船舶的制造
2	非金属船舶制造	指以各种木材、水泥、玻璃钢等非金属材料，为民用或军事部门建造船舶的活动
3	娱乐船和运动船制造	指游艇和用于娱乐或运动的其他船只的制造
4	船用配套设备制造	指船用主机、辅机设备的制造
5	船舶改装与拆除	—
6	航标器材及其他相关装置制造	指用于航标的各种器材，以及不以航行为主的船只的制造，不含海上浮动装置的制造

注：参考自《国民经济行业分类》(GB/T 4754—2011)。

（二）劳动、资金、技术密集型产业

船东根据运输标的、通行航道、成本的不同来定制不同型号、不同技术水平的船舶，这就造成船舶制造业不能像汽车产业那样进行批量生产。船舶制造过程由于受到生产工艺的限制，很难实现高度自动化和机械化。尽管在建造过程中钢板预处理等工序实现了自动化，但还是需要大量劳动力来完成放样、号料、切割、焊接和舾装等工序。

船舶制造业是资金密集型产业，主要表现在船舶产品价格高和造船企业固定资本大两方面。

船舶产品是在船舶设计技术、制作技术以及生产管理技术的共同作用下的综合产品。为了满足船东的需求，船厂需要制造各种不同功能的船型，需要各种高端技术予以支持才能实现。所以，船舶制造也是技术密集型的产业。

（三）国际性强

船舶制造业是国际性很强的产业，船舶作为国际贸易最主要的运输工具，其需求范围是全球性的。目前，各个国家生产出来的船舶主要用于出口。我国从 1980 年开始就有了船舶出口，后来随着我国船舶制造业的发展强大，出口比例也是越来越高。自从 2000 年以后，出口船舶占造船完工量 60% 以上。

（四）职业病危害防护现状及需求

1. 船舶制造业是我国重要战略性产业且会长期存在

船舶行业是全球性竞争行业，20 世纪 50 年代，世界造船中心开始从西欧向东亚转移，近年来中、日、韩三国新船订单量占全球比例一直稳定在 90% 以上的高位。首先是日本通过 10 年的发展，成为世界第一造船大国；而后韩国于 20 世纪 90 年代开始追赶日本，在 21 世纪初超过日本。进入 21 世纪后，中国造船行业迅速发展，近年来新船订单量（以载重吨计）基本保持第一（图 2-1）。

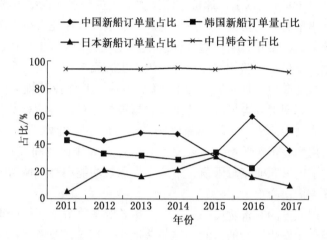

图 2-1　2011—2017 年 7 月中日韩新船订单量占比图

国际知名船舶估值机构 VesselsValue 公布的最新数据显示，截至 2017 年 12 月中旬，中国船企接获新船订单共计 290 艘，总价值 102 亿美元，锁定全球新船订单量榜首，成为全球船舶行业的龙头。中国造船完工总量从 1982 年的 36 万载重吨，逐年增加，2005 年达到了 1400 万载重吨，2010 年达到了年产量 1700 万载重吨，造船完工量占世界总量的比例为 42%，造船年销售收入 1500 亿元（其中出口 1200 万载重吨，出口值 120 亿美元）。船舶制造业的发展不仅可以增强我国的国防实力和外贸事业发展，还可以充分拉动我国相关产业的发展，是我国国民经济新的增长点、出口支柱型产业、技术先导型产业和军民结合型产业。

"大型高技术船舶、大型远洋渔业船舶以及海洋科考船等"高效运输技术与装备属于《国家中长期科学和技术发展规划纲要（2006—2020 年）》"重点领域及其优先主题"的范畴。围绕《中国制造 2025》和建设海洋强国的战略目标，我国制定了《船舶工业中长期发展规划（2006—2015 年）》《船舶工业加快结构调整促进转型升级实施方案（2013—2015 年）》《船舶工业深化结构调整加快转型升级行动计划（2016—2020 年）》和《海洋工程装备制造业持续健康发展行动计划（2017—2020 年）》等船舶工业发展文件，坚定不移地推动船舶工业高质量发展，为步入世界造船强国和海洋工程装备制造先进国家行列而奋斗。此外，我国加快建设了以上海长兴岛、广州龙穴岛、青岛海西湾为核心的大型船舶工业基地。上海、辽宁、天津、山东、江苏、浙江、福建、广东等省市都进行了相当规模的船舶工业投资建设。

我国船舶工业担负着为水上交通、海洋开发和国防建设等行业提供主要装备的重任，是重要的国防工业和保障国家安全及国民经济发展的重要战略性产业，在今后乃至相当长的一段时间内会长期大量存在。

2. 船舶制造业职业病危害严重且缺乏有效防护技术准备

船舶修造企业的各种作业中存在多种职业病危害因素，并具有密集的劳动力及较大的人员流动性等特点，在职业病高发行业中极为典型。目前我国规模以上船舶工业企业约 1500 家，产业工人达 60 万人以上，焊接和涂装作业人员众多，仅接触粉尘的工人就有 10 万人。船舶制造是典型的劳动密集型产业，电焊作业量大，作业人员众多，涉及有限空间作业，工作现场较杂乱，相互影响严重，焊接作业会产生电焊烟尘，特别是船舱等密闭舱室内的电焊烟尘危害较严重，船舶制造企业电焊工尘肺病多发。黄云彪等的调查发现，总装工段的电焊烟尘浓度最高，且超标率为 100%，可能与其作业环境为受限空间有关，总装工段是造船行业电焊烟尘危害最严重的工段。高美伶等对舟山的 6 家船舶制造企业调查发现，电焊工在职业健康体检中主诉胸痛比例高于对照组；电焊工 X 线胸片检查结果显示，肺纹理紊乱增粗率高于对照组。主要原因是电焊工人作业时间较长，局部电焊烟尘、锰及其化合物超过了国家职业接触限值，造成工人通气功能和小气道功能均受到不同程度的损伤，尤以小气道损伤为重。

涂装作业会使用大量的有毒物质，甲苯、二甲苯等毒物浓度超标严重，高美伶等通过对 6 家船舶修造船企业作业场所的检测，结果表明，二甲苯超标率 54.54%，丁醇超标率 18.18%。因只设置轴流风机作为全面机械排风设施，通风效果并不理想，难以有效保护劳动者的职业健康。

由于夏季露天作业受太阳热辐射的影响，造船企业存在高温或高温高湿或高温伴强热辐射等特殊气象条件。调查表明，造船工业中，高温作业的工种繁多，包括船体焊接、合拢电焊、合拢风割、甲板装配等，高温是造船工人的主要职业危害之一。近年来高温高热环境导致作业人员中暑甚至死亡的事件多次发生。尤其是针对室外重体力劳动的高温作业，目前缺少有效的降温防护技术装备。

面对新的船舶市场形势以及船舶产品节能、安全、环保要求不断升级，对船舶制造过程中的职业病危害防护要求也越来越高。我国船舶工业应顺应产业变革大趋势，以推动产业智能化、绿色化、服务化发展为结构调整着力点，在夯实基础的同时，开拓产业发展新思路，培育产业发展新动能，努力促进船舶工业整体向中高端迈进，同时加强职业病危害防护。而船舶制造过程中职业病危害严重，治理难度大的主要是分段装焊车间的焊接烟尘、涂装车间的有毒物质以及现场作业过程中的高温，职业病危害防护效果不佳，缺乏有效的防护设施。因此，开展船舶制造焊接、涂装尘毒和高温危害防治技术装备的科技攻关尤为迫切，且符合《国家职业病防治规划》《国家"十二五"科学和技术发展规划》以及《关于进一步加强安全生产科技支撑工作的通知》等提出的"鼓励和支持职业病防治技术研究和推广应用，开展防尘、防毒等技术装备的科技攻关，促进新技术、新成果应用推广与产业化"等要求。

综上所述，船舶制造电焊烟尘、涂装尘毒和高温等职业病危害严重且防治难度大的共性、关键性防治技术与装备的研发符合《国家中长期科学和技术发展规划纲要（2006—2020 年）》"重点领域及其优先主题"的范畴以及"十二五"重点科技任务类专项规划的要求，有利于促进《中国制造 2025》和建设海洋强国的战略目标的实现，切实降低船舶制造业职业病危害因素的浓度或强度，减少职业病和职业中毒事件的发生，保护劳动者的职业健康，促进我国船舶制造业的健康、可持续发展。

第二节　造船行业生产工艺

一、生产工艺

现代船舶绝大多数为钢制焊接船，钢制船一般采用分段建造法建造。船舶建造按照壳—舾—涂一体化的生产工艺进行，主要分为三部分：船体工程、舾装工程和涂装工程。船体工程从钢料堆场开始，经过钢材加工、部件焊接、分段装焊、船台装焊、船坞合拢出坞；舾装工程以管子加工中心、集配中心、分段舾装、船台舾装为主，配合船体建造进行码头舾装；涂装工程主要涉及钢材预处理、分段涂装、船台涂装，最后进行码头涂装。一般船舶制造的主要工艺流程如图 2-2 所示。

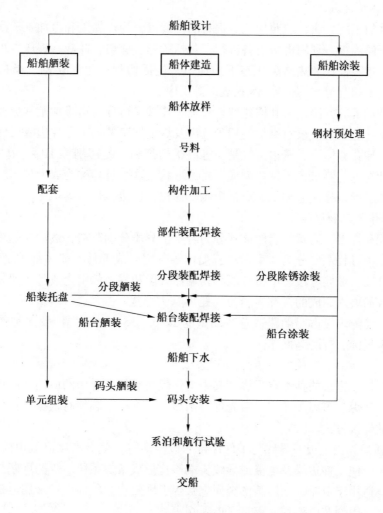

图 2-2　船舶制造生产工艺图

（一）船体放样

船体放样是根据设计图纸按一定比例进行船体型线和构件的放大工作，是船舶建造中的第一道工序。放样是为了对船体的型线进行光顺，修改设计中的错误，确定实际形状和几何尺寸，为后续工序提供施工资料。

（二）钢材预处理和号料

钢材在加工前一般存在表面有氧化皮和铁锈、局部凹凸不平、翘曲或扭曲等缺陷，将船用钢材进行矫正、去污除锈、涂防护底漆的过程即为钢材预处理。钢材经过预处理有利于机械除锈和自动化喷漆，提高机械产品和金属构件的抗腐蚀能力，提高钢板的抗疲劳性能，优化钢材表面工艺制作状态。预处理的过程一般是在预处理机上自动完成的。

预处理工作完成后，利用放样资料，在板料或型钢上画出各零件图形及其加工、装配符号，这个过程称为号料。号料包括手工号料和投影号料两种。

（三）船体构件加工

船体构件加工的方法，按照加工时钢材的温度可分为热加工和冷加工。冷加工指零件在常温状态下的加工，利用机械设备进行，包括矫形、剪切、冲裁、辊压、折边、刨边等工序。热加工指零件在加热高温状态下的加工，包括切割（手工切割、半自动切割、数控切割和等离子切割等）、热弯、水火成形等工序。

船体构件加工的方法，按其构建特点和加工要求又可分为边缘加工和成型加工。边缘加工是根据设计与工艺要求对钢材的切割分离及焊接坡口的加工零件边缘机械的加工，方法包括剪切、冲孔、刨边、铣边、气割、等离子切割和激光切割等工序。在边缘加工后，还要根据设计与工艺要求将零件弯制成所需的形状，这个过程称为成型加工。成型加工分为板形成型加工和型材成型加工，包括辊压、撑拉、折边、热弯等工序。

（四）船体装配和焊接

船体装配和焊接，通常是将船体划分为若干个分段分别制造，然后在船坞内将各分段合拢成船体。该过程主要分为 3 个阶段：船体零件组合成部件；船体部件组合成船体分段，如底部分段、舷侧分段、甲板分段等；船体分段和零部件组合成整个船体，这个阶段是在船台上或船坞内完成的，称为船台（船坞）大合拢。

据统计，装配焊接占船舶建造总劳动量的 12% ～ 18%。装焊涉及多种作业方式，包括焊接、碳弧气刨、打磨等操作。

1. 焊接

目前金属焊接方法的种类有很多，其中熔化焊在造船工业中的应用最广泛。熔化焊又分为电弧焊、气焊、等离子弧焊、激光焊、铝热焊等五类，装焊时根据焊接部位和钢板类型选择不同的焊接方式。

（1）电弧焊。当电极或导线与工件保持一段距离时，就会产生高温电弧，此电弧产生足够的热量，使工件边缘及电极或导线尖端溶化形成熔焊系统。焊药屏蔽与气体屏障的电弧焊工艺均适用于造船，如屏蔽的金属电弧焊、埋弧焊、气体保护金属电弧焊、气体保护钨极电弧焊、焊剂芯电弧焊、等离子电弧焊等。

（2）气焊。利用气体燃料燃烧产生热量使充填的金属熔化的工艺称为气焊，适于焊接薄板及小直径的管道。目前最常用的燃料是乙炔与氧混合使用（氧－乙炔气焊）。

（3）软焊和硬焊。这是一种不熔化金属而将两金属表面联结在一起的工艺，其原理是使一种流体流入并充填两金属表面间的空隙后固化，主要用于小直径管道连接、薄板加工等。金属填充料的熔化温度若低于450 ℃，称为软焊；若高于450 ℃，称为硬焊。

2. 碳弧气刨

碳弧气刨是指利用石墨棒或碳极与工件间产生的电弧将金属熔化，并用压缩空气将其吹掉，实现在金属表面上加工沟槽的方法。

3. 打磨

利用砂轮对部件的焊缝进行磨光加工。

4. 密性试验

在船体建造完毕或某一区域的装焊工作结束后，应进行密性试验，其主要目的是检查外板、舱壁等的焊缝有无渗漏现象，以确保水上安全航行。船体外板、甲板和舱室外壁板等都要进行密性试验。密性试验常用的方法有水压试验、气压试验、煤油试验、冲水试验、充气试验和油雾试验。近年来，还出现了适应分段预舾装要求的负压试验、超声波和X光射线等无损探伤试验。

5. 船舶下水

船舶的大部分工程完成后，借助专门设备、采用专门的操作方法，使其漂浮于水中的过程称为船舶下水。常见的船舶下水的方法包括重力式下水、机械化下水和漂浮式下水。

6. 船舶舾装

船体结构之外的船舶所有设备、装置和设施的安装工作统称为船舶舾装。船舶舾装包括机舱设备、航行设备、舵设备、锚设备、系泊与拖曳设备、起货设备、通道与关闭设备、舱室设备、救生设备、消防设备等的安装工作。

船舶舾装工艺阶段可分为舾装件采办、单元舾装、分段舾装、船内舾装4部分，作业方式包括焊接、打磨、切割、弯管、钻孔、冲压等。

7. 船舶涂装

对钢材和船体进行除锈、油漆等处理的生产过程称为船舶涂装，主要包括钢材预处理、分段涂装、船台涂装、码头涂装等阶段。

涂装主要包括除锈和涂装两个工序。船体钢板在涂上油漆之前均要进行除锈，钢材预处理一般采用抛丸除锈的方法，可除去几乎所有的氧化皮；分段涂装一般在打砂房内进行，使用喷丸装置；在室外平台上的除锈多数采用风动工具。涂装方式则有刷涂、辊涂、压缩空气喷涂、高压无气喷涂、静电喷涂、浸涂、淋涂、电涂漆和粉末涂漆等。

8. 船舶试验

船舶建造基本竣工后，即开始进行船舶试验。船舶试验包括系泊试验和航行试验。系泊试验是为了检查船舶各种机械装备及设备的工作状况；航行试验是全面检查船舶的设计、建造完工后各种性能指标是否满足设计要求，各种设备的工作可靠性、稳定性等。船舶航行试验完成后，对船舶存在的各种缺陷返修后即可交船。

9. 主要协作关系

（1）各种机电设备、通风导航设备及锅炉和附属装置外购。

（2）轴、舵系、螺旋桨、各种液压件、轴承等外协或外购。

（3）各种舱口盖、上层建筑等外协。

（4）铸锻件及热处理外协。

（5）各种舾装件、标准件及材料外协。

（6）铝制品、玻璃钢制品绝缘和家具外协。

（7）帆缆制品和舱室绝缘材料外协。

（8）管系的清洗和热镀锌外协。

（9）生产所需的氧气、乙炔、石化气体等气种外购。

二、生产设备

（一）船体构件加工

船体构件加工的主要生产设备包括钢板预处理线、机械剪切机、气体火焰切割机、等离子切割机、激光切割机和水射流切割机、数控切割机、砂轮、弯板机、液压机、起重设备等。

（二）船体装配和焊接

船体装配和焊接的生产设备主要有管道、平台、胎架、电焊设备（电弧焊机、埋弧焊机、气体保护金属电弧焊机、气体保护钨极电弧焊机、焊剂芯电弧焊机、等离子电弧焊机、氧-乙炔气焊机）、碳刨机、砂轮、气割设备、压缩空气设备、起重设备等。

（三）船舶舾装

船舶舾装的主要生产设备有各类切割机、各类焊机、弯管机、砂轮机、打磨机、钻床、液压工具、内场试压设备、各类起重机等。

（四）密性试验

密性试验的主要探伤设备有射线拍片机、超声波探伤机等。

（五）船舶涂装

船舶涂装的主要生产设备包括喷砂系统、除尘系统、真空吸砂机、除湿机、喷漆机及有机废气净化处理系统等。

（六）船舶下水及试航

船舶下水及试航的主要设备有各类起重机。

三、主要原辅材料

（一）钢材

钢材是造船的主要原材料，用于造船的钢可分为三类：低碳钢、高强度钢和高合金钢。不锈钢、镀锌板及铜镍合金等也作为部分原材料用于各种防腐蚀及结构改善。由于铝具有比钢更高的强度-重量比，在造船中的应用也越来越广。铝主要用做军用和商用船的上部结构，也有用铝单独做的小船，如渔船、娱乐用船、小客船、炮艇、小翼船等。铝材一般是含有锰、镁、硅或锌的合金材料。

（二）焊条

焊条由焊芯和药皮两部分组成。焊芯采用焊接专门的金属丝制造，起传导电流作用，也是填充焊缝的金属。药皮是指均匀包覆在焊芯表面的涂料层，可以保证焊缝金属获得较好的力学性能。药皮由多种具有不同物理和化学性质的细颗粒物质的混合物组成，可以采用氧化物、碳酸盐、硅酸盐、有机物、氟化物、铁合金等数十种原材料粉末按照一定的配方混合而成。

（三）船用涂料

船用涂料通常由黏结剂、颜料、稀释剂和添加剂等组成。颜料是一些小颗粒，决定油漆的颜色及涂料的其他许多特性，颜料有氧化锌、滑石粉、炭、煤焦油、铅、云母、铝和锌粉等。将颜料黏结在一起的是黏结剂，黏结剂对确定油漆性能（如可塑性、抗化学作用性、耐久性及光亮度等）也是很重要的，通常有环氧树脂、醇酸树脂、氯化橡胶、乙烯树脂、酚醛树脂等。稀释剂用于溶解和稀释涂料，是挥发性物质，常用的有丙酮、酒精、二甲苯、丁酮和水。

（四）喷砂料

常用的喷砂料有石英砂、铜矿砂、金刚砂、铁砂、海砂、玻璃珠、钢丸、棕刚玉等。

第三节　船舶制造生产过程存在的职业病危害因素及其分布

船舶制造是一项综合性的大型机械制造工程，其特点是技术密集、工艺复杂，工人常处于露天或狭小的舱室作业，作业环境多存在粉尘、化学毒物、噪声、高温、电磁辐射等，不安全因素多，接触的职业病危害因素种类多，浓度、强度大。

船舶制造过程中涉及机械加工、焊接、涂装、装配等作业，存在的职业病危害因素包括挥发性有机化学毒物、金属化合物（锰及其化合物、镍及其化合物、铬及其化合物等）、氧化物（一氧化碳、二氧化碳、一氧化氮、二氧化氮、臭氧）、粉尘（电焊烟尘、砂轮磨尘、其他粉尘）、噪声、高温、手传振动、电焊弧光、激光、工频电场、X 射线等。

一、船舶制造生产工艺过程存在的职业病危害因素

船舶制造工艺过程中存在的主要职业病危害因素见表 2-2，船舶制造各工种接触的职业病危害因素见表 2-3。

表 2-2　船舶制造工艺过程中存在的主要职业病危害因素

生产车间	工作岗位	主要职业病危害因素
材料码头	—	夏季高温
船体工程：		
钢料堆场	理料	夏季高温
	起重机	工频电场
钢材预处理	预处理机监控（入料、出料）	其他粉尘，苯、甲苯、二甲苯、乙苯等有机溶剂，高温、噪声
	调漆	苯、甲苯、二甲苯、乙苯等有机溶剂，噪声

表2-2（续）

生产车间	工作岗位	主要职业病危害因素
船体构件加工	钢材冷加工	其他粉尘、噪声、手传振动
	钢材热加工	其他粉尘、噪声、激光、手传振动、高温
部件、分段装配焊接	焊接	电焊烟尘、锰及其无机化合物、铬等金属氧化物、臭氧、一氧化碳、氮氧化物、噪声、高温、紫外辐射
	打磨	砂轮磨尘、噪声、手传振动
	碳刨	其他粉尘、一氧化碳、氮氧化物、臭氧、噪声、手传振动、高温
	探伤	X射线
	起重机	工频电场
船坞、总组平台	焊接	电焊烟尘、锰及其无机化合物、铬等金属氧化物、臭氧、一氧化碳、氮氧化物、噪声、高温、紫外辐射
	打磨	砂轮磨尘、噪声、手传振动
	切割	其他粉尘、氧化锌、噪声、激光、高温
	碳刨	其他粉尘、一氧化碳、氮氧化物、臭氧、噪声、手传振动、高温
	油漆	苯、甲苯、二甲苯、乙苯等挥发性有机化合物
	起重机	工频电场
	探伤	X射线
舾装：		
舾装车间	焊接	电焊烟尘、锰及其无机化合物、铬等金属氧化物、臭氧、一氧化碳、氮氧化物、噪声、高温、紫外辐射
	打磨	砂轮磨尘、噪声、手传振动
	切割	其他粉尘、噪声、激光、高温
	冲压、弯管等机械加工	其他粉尘、噪声
集配库与预舾装集配场	理料	噪声、夏季高温
	起重机	工频电场
预舾装场	焊接	电焊烟尘、锰及其无机化合物、铬等金属氧化物、臭氧、一氧化碳、氮氧化物、噪声、高温、紫外辐射
	打磨	砂轮磨尘、噪声、手传振动
	起重机	工频电场
分段涂装：		
喷砂间	喷砂	其他粉尘、噪声、手传振动
涂装间	喷漆	苯、甲苯、二甲苯、乙苯等挥发性有机化合物，噪声
船坞式试验场	—	噪声、夏季高温
公用工程：		
空压机房	—	噪声
配变电房	—	工频电场
生活污水处理站	—	清淤过程可能接触硫化氢等
气站	—	泄漏时产生低温

表2-3　船舶制造各工种接触的职业病危害因素

工　种	职业病危害因素
电焊工	电焊烟尘、锰及其无机化合物、铬及其无机化合物、氮氧化物、其他粉尘、噪声、高温、电焊弧光
气割（焊）工	噪声、高温、电焊弧光
碳刨工	其他粉尘、一氧化碳、氮氧化物、臭氧、噪声、手传振动、高温
打磨工	砂轮磨尘、噪声、手传振动
数切工	其他粉尘、噪声、电焊弧光
除锈工	其他粉尘、噪声、高温、手传振动
管铜工	电焊烟尘、锰及其无机化合物、铬及其无机化合物、氮氧化物、噪声、高温
舾装工	其他粉尘、噪声、高温
装配工	电焊烟尘、锰及其无机化合物、铬及其无机化合物、氮氧化物、其他粉尘、噪声、高温、电焊弧光
除锈油漆工	其他粉尘、苯、噪声、高温、手传振动
批铆工	其他粉尘、噪声、高温、手传振动、电焊弧光
钳工	其他粉尘、噪声、高温
火工	噪声、高温
冷加工	噪声
轮机工	噪声、高温
空压机工	噪声
起重工	工频电场、高温
电工	工频电场
射线探伤工	X射线

（一）化学毒物

船舶制造过程中的化学毒物主要来源于焊接、碳刨、涂装等作业过程。钢材及焊条常含有锰、铬、镍等重金属，在焊接电弧的高温作用下，金属熔化蒸发，以气溶胶状态散布在工作场所中。焊接时焊条中的锰约有10%经高温电弧热解，蒸发、凝聚成以氧化亚锰为主的锰烟尘；焊接带有铅底漆、油漆的钢材工人可接触铅及其化合物；在焊接高温下，空气中电离产生的氮与氧结合可生成氮氧化物，主要是二氧化氮和一氧化氮，由于一氧化氮不稳定，很容易氧化成二氧化氮；臭氧是在电弧高温和强烈紫外线的激发下，使空气中氧发生电离而产生的；铁和碳是组成钢的主要元素，碳在焊接高温下不完全燃烧，可以生成一氧化碳。

在船舶制作过程中的气焊气割，特别是在舱室进行氧化锌管、紫铜排烟管气割、气焊过程中，均会产生氧化锌。

碳刨时也会产生金属化合物、臭氧、氮氧化物、一氧化碳等物质。

喷漆、补漆过程可接触到油漆中有机化合物产生的挥发性蒸气。主要是有机溶剂类化学毒物,包括苯、甲苯、二甲苯、异丙醇、乙苯、丙酮、丁酮等。

(二)粉尘

焊接作业时,由于电焊作业时产生电弧高温(2000~6000℃),使焊条芯、药皮和焊接母材发生复杂的冶金反应,熔化蒸发,逸散在空气中氧化冷凝,从而形成颗粒极细小的混合物烟尘或气溶胶,即电焊烟尘。

钢材的二次除锈通常采用喷射磨料处理(喷丸或喷砂)。喷砂过程中,会产生一定量的粉尘,主要是喷砂产生的金属氧化物粉尘和喷料的自碎粉尘。

打磨作业时产生砂轮磨尘,碳刨、切割作业时产生金属粉尘。

从事绝缘作业时工人可接触到石棉和矿物纤维。

(三)噪声和手传振动

在船舶制造过程中,工人对金属材料做铆接、喷丸(砂)除锈、打磨等操作,以及通风机的振动、空压钻、铆批空压机的气流均会产生噪声。

工人在对钢材的冲压、批凿、钻眼、铆接、锻打、风镐清砂、打磨除锈等操作时均能接触不同频率、振幅和强度的手传振动。

(四)电离及非电离辐射

工业弧焊是最重要的电焊弧光源。电焊、气焊温度达3000℃时,可产生短于290 nm的紫外线。乙炔气焊及电焊温度达3200℃时,紫外线波长可短于230 nm。电焊作业也可产生红外辐射。

在钢料加工过程中,常用激光对金属部件进行切割、微焊、钻孔等,可存在一定的激光危害。

船舶制造业中,常用X射线探伤仪进行探伤,作业过程中存在X射线。

二、生产环境及劳动过程存在的职业病危害因素

生产环境中存在的职业病危害因素包括与室外作业有关的极端气温和恶劣天气(夏季高温、低温、台风天气等);与储藏舱、双底等有关的通风不良、缺氧和其他有限空间危险。

劳动过程出现的不良人类工效学因素包括不良工作体位、个别器官过度紧张如视力紧张、劳动组织和作息制度不合理(如劳动强度过大、劳动时间过长)等。

三、非常态下存在的职业病危害因素

在生产线(装置)试生产或调试期间,往往存在特殊的职业病危害问题,许多急性职业中毒事故就发生在此阶段。试生产或调试期间应充分考虑装置泄漏、仪表失灵、连锁装置异常、卫生防护设施运转不正常等异常情况可能导致的职业病危害因素问题。

在生产线(装置)异常运转、停车或紧急停车情况下,往往会导致生产工艺参数的波动,从而导致一些非正常生产情况下的职业病危害问题。

某些设备事故往往伴随着有毒物质的异常泄漏与扩散,成为导致急性职业中毒的主要原因之一。

在职业病危害防护设施出现故障时,舱室等有限空间作业岗位将出现大量化学毒物蓄

积，易引起窒息或急性中毒。在设备故障等需要检修的情况中，工人可能进入罐内等有限空间进行作业，存在有毒气体残留和窒息性气体中毒及缺氧情况。

第四节　职业病危害因素对人体健康的影响

一、主要化学毒物

（一）苯

1. 理化特性与毒性

理化特性：分子式 C_6H_6，无色易挥发液体，有芳香味。分子量 78.11，沸点 80.1 ℃，相对密度 0.88，蒸气密度 2.77，饱和蒸气压 13.33 kPa（26.1 ℃），闪点 -11 ℃，爆炸极限 1.4% ~ 8.0%。与有机溶剂混溶。

毒性：苯在生产环境中以蒸气形式由呼吸道进入人体，经皮肤吸收量很少。苯进入体内后，主要分布于含脂质较多的组织和器官中。一次大量吸入高浓度的苯，大脑、肾上腺与血液中的含量最高；中等量或少量长期吸入时，骨髓、脂肪和脑组织中含量较多。

苯属中等毒类，大鼠经口 LD_{50}：930 mg/kg。空气中苯浓度达 2% 时，人吸入后在 5 ~ 10 min 内致死。成人摄入约 15 mL 苯可引起虚脱、支气管炎及肺炎。大量吸入苯主要引起中枢神经系统抑制作用。长期接触一定量的苯，可损害造血系统，出现血象及骨髓象异常，甚至发生再生障碍性贫血或白血病。

2. 职业接触机会及接触限值

在船舶制造工业，苯作为油漆的稀释剂，在调漆、喷漆和补漆过程中可接触到苯。

职业接触限值：PC - TWA，6 mg/m³；PC - STEL，10 mg/m³。

3. 健康危害与临床表现

（1）急性中毒：由于短时间吸入大量苯蒸气引起，主要表现为中枢神经系统的麻醉作用。轻症者出现兴奋、欣快感、步态不稳，以及头晕、头痛、恶心、呕吐、轻度意识模糊等。重症者神志模糊加重，由浅昏迷进入深昏迷状态或出现抽搐，甚至出现呼吸、心跳停止。

（2）慢性中毒：长期接触低浓度苯引起。

（3）神经系统：多数患者表现为头痛、头昏、失眠、记忆力减退等类神经症，可伴自主神经系统功能紊乱，如心动过速或过缓、皮肤划痕反应阳性，个别病例有肢端麻木和痛觉减退表现。

（4）造血系统：慢性苯中毒主要损害造血系统。有近 5% 的轻度中毒者无自觉症状，但血象检查发现异常。重度中毒者常因感染而发热，齿龈、鼻腔、黏膜与皮下常见出血，眼底检查可见视网膜出血。最早和最常见的血象异常表现是持续性白细胞计数减少，主要是中性粒细胞减少，白细胞分类中淋巴细胞相对值可增加到 40% 左右。血液涂片可见白细胞有较多的毒性颗粒、空泡、破碎细胞等。中度中毒者可见红细胞计数偏低或减少。重度中毒者血细胞明显减少，淋巴细胞百分比相对增高。

慢性苯中毒的骨髓象主要表现为再生障碍性贫血和骨髓增生异常综合征。苯可引起各种类型的白血病，苯与急性髓性白血病密切相关。国际癌症研究中心（IARC）已确认苯为人类致癌物。

（5）其他：经常接触苯，皮肤可脱脂，变干燥，脱屑以致皲裂，有的出现过敏性湿疹、脱脂性皮炎。苯还可损害生殖系统，苯接触女工月经血量增多、经期延长，自然流产胎儿畸形率增高。此外，职业性苯接触工人染色体畸变率明显增高。

4. 法定职业病及诊断标准

法定职业病：职业性慢性苯中毒、职业性苯所致白血病。

诊断标准：《职业性苯中毒的诊断》（GBZ 68—2013）、《职业性肿瘤诊断标准》（GBZ 94—2002）。

5. 治疗与康复

急性中毒：迅速将中毒者移至空气新鲜处，立即脱去被苯污染的衣服，用肥皂水清洗被污染的皮肤，注意保暖。急性期应卧床休息。急救原则与内科处理原则相同，可用葡萄糖醛酸，忌用肾上腺素。

慢性中毒：无特效解毒药，治疗根据造血系统损害所致血液疾病对症处理。可用有助于造血功能恢复的药物，并给予对症治疗。再生障碍性贫血或白血病的治疗原则同内科。工人一经确定诊断，即应调离接触苯及其他有毒物质的工作。

（二）甲苯

1. 理化特性与毒性

理化特性：分子式 C_7H_8，无色透明液体，有芳香味。分子量92.14，沸点110.4 ℃，相对密度0.87，蒸气密度3.14，饱和蒸气压4.89 kPa（30 ℃），闪点4 ℃，爆炸极限1.2% ~7.0%。不溶于水，与有机溶剂混溶。

毒性：可经呼吸道、皮肤和消化道吸收。吸收后主要分布在含脂丰富的组织，以脂肪组织、肾上腺最多，其次为骨髓、脑和肝脏。大鼠经口 LD_{50}：636 mg/kg；大鼠吸入 LC_{50}：49 mg/m^3，4 h。高浓度甲苯主要对中枢神经系统产生麻醉作用；对皮肤黏膜的刺激作用较苯为强，皮肤接触可引起皮肤红斑、干燥、脱脂及皲裂等，甚至出现结膜炎和角膜炎症状；纯甲苯对血液系统的影响不明显。

2. 职业接触机会及接触限值

在船舶制造工业，甲苯作为油漆的稀释剂，在调漆、喷漆和补漆过程中可接触到甲苯。

职业接触限值：PC – TWA，50 mg/m^3；PC – STEL，100 mg/m^3。

3. 健康危害与临床表现

甲苯中毒以急性中毒为主，主要表现为神经系统麻醉症状和黏膜刺激症状。吸入较高浓度蒸气后有头晕、头痛、恶心、呕吐、四肢无力，重症者有躁动、抽搐或昏迷，伴有眼和上呼吸道刺激症状，可出现眼结膜和咽部充血。有很强的脂溶性，皮肤接触引起接触性皮炎或皮肤灼伤，出现瘙痒或烧灼感。

4. 法定职业病及诊断标准

法定职业病：职业性急性甲苯中毒。

诊断标准：《职业性急性甲苯中毒诊断标准》（GBZ 16—2002）。

5. 治疗与康复

急性中毒：迅速将中毒者移至空气新鲜处，急救同内科处理原则。可给葡萄糖醛酸或硫代硫酸钠以促进甲苯的排泄。病情恢复后，一般休息 3~7 天可恢复工作，较重者可适当延长休息时间，痊愈后可恢复工作。

慢性中毒：主要是对症治疗。轻度中毒患者治愈后可恢复原工作；重度中毒患者应调离原工作岗位，并根据病情恢复情况安排休息或工作。

（三）二甲苯

1. 理化特性与毒性

理化特性：分子式 C_8H_{10}，无色透明液体，有芳香味。分子量 106.17，沸点 144.4 ℃，相对密度 0.88，蒸气密度 3.66，饱和蒸气压 1.33 kPa（32 ℃），闪点 32 ℃，爆炸极限 1.0% ~7.0% 。不溶于水，与有机溶剂混溶。

毒性：可经呼吸道、皮肤和消化道吸收。吸收后主要分布在含脂丰富的组织，以脂肪组织、肾上腺最多，其次为骨髓、脑和肝脏。大鼠经口 LD_{50}：4300 mg/kg；大鼠吸入 LC_{50}：23g/m^3，4 h。高浓度二甲苯主要对中枢神经系统产生麻醉作用；对皮肤黏膜的刺激作用较苯为强，皮肤接触可引起皮肤红斑、干燥、脱脂及皲裂等，甚至出现结膜炎和角膜炎症状；纯二甲苯对血液系统的影响不明显。

2. 职业接触机会及接触限值

在船舶制造工业，二甲苯作为油漆的稀释剂，在调漆、喷漆和补漆过程中可接触到二甲苯。

职业接触限值：PC – TWA，50 mg/m^3；POSTEL，100 mg/m^3。

3. 健康危害与临床表现

二甲苯的健康危害以急性中毒为主，主要表现为头晕、头痛、恶心、呕吐、四肢无力、意识模糊、步态蹒跚，重症者有躁动、抽搐或昏迷，并伴有眼及上呼吸道刺激症状，可出现结膜炎及咽炎。液体污染眼，可引起结膜炎及角膜损害。

4. 法定职业病及诊断标准

法定职业病：职业性急性二甲苯中毒、职业性化学性眼部灼伤。

诊断标准：《职业性急性甲苯中毒诊断标准》（GBZ 16—2002）、《职业性化学性眼灼伤诊断标准》（GBZ 54—2002）。

5. 治疗与康复

急性中毒：迅速将中毒者移至空气新鲜处，急救同内科处理原则。可给葡萄糖醛酸或硫代硫酸钠以促进甲苯的排泄。病情恢复后，一般休息 3~7 天可恢复工作，较重者可适当延长休息时间，痊愈后可恢复工作。

慢性中毒：主要是对症治疗。轻度中毒患者治愈后可恢复原工作；重度中毒患者应调离原工作岗位，并根据病情恢复情况安排休息或工作。

（四）乙苯

1. 理化特性与毒性

理化特性：分子式 C_8H_{10}，无色液体，有芳香味。分子量 106.16，沸点 136.2 ℃，相对密度 0.87，蒸气密度 3.66，饱和蒸气压 1.331 kPa（25.9 ℃），闪点 18 ℃，爆炸极限

1.0% ~6.7%。不溶于水，与有机溶剂混溶。

毒性：可经呼吸道、皮肤吸收。大鼠经口 LD_{50}：3500 mg/kg；兔经皮 LD_{50}：17800 mg/kg。

2. 职业接触机会及接触限值

在船舶制造工业，乙苯作为油漆的稀释剂，在调漆、喷漆和补漆过程中可接触到。

职业接触限值：PC - TWA，100 mg/m³；PC - STEL，150 mg/m³。

3. 健康危害与临床表现

该物质刺激眼、皮肤和呼吸道。吞咽液体可能吸入肺中，有引起化学肺炎的危险。该物质可能对中枢神经系统有影响，高于职业接触限值接触能够造成意识降低。该物质可能是人类致癌物，对肾脏和肝脏有影响，导致功能损伤。皮肤反复接触可能导致皮肤干燥和皲裂。

4. 法定职北病及诊断标准

法定职业病：职业性化学性眼部灼伤。

诊断标准：《职业性化学性眼灼伤诊断标准》(GBZ 54—2002)。

5. 治疗与康复

急性中毒：迅速将中毒者移至空气新鲜处，急救同内科处理原则。病情恢复后，一般休息 3 ~7 天可恢复工作，较重者可适当延长休息时间，痊愈后可恢复工作。

慢性中毒：主要是对症治疗。轻度中毒患者治愈后可恢复原工作；重度中毒患者应调离原工作岗位，并根据病情恢复情况安排休息或工作。

(五) 氮氧化物

1. 理化特性与毒性

理化特性：除氧化氮为固体外，其余均为气体，其中四氧化二氮是二氧化氮二聚体，常与二氧化氮混合存在构成一种平衡态混合物。一氧化氮和二氧化氮的混合物，称为硝气（硝烟）；一氧化氮相对密度接近空气，一氧化二氮、二氧化氮比空气略重。五氧化二氮熔点为 30 ℃，其余均为零下。均微溶于水，水溶液呈不同程度酸性，一氧化氮、二氧化氮水中分解生成硝酸和氧化氮。一氧化二氮在 300 ℃ 以上有强氧化作用，其余氮氧化物有不同程度氧化性，特别是五氧化二氮，在 -10 ℃ 以上分解放出氧气和硝气。

毒性：氮氧化物对上呼吸道刺激性较小，主要作用于深部呼吸道，与黏膜上的水缓慢作用，形成硝酸和亚硝酸，对肺组织产生强烈的刺激和腐蚀，损害肺终末支气管和肺泡上皮，使肺泡和毛细血管通透性增加，导致肺水肿。硝酸和亚硝酸吸收后形成的硝酸盐和亚硝酸盐，前者可引起血管扩张，血压下降；后者能使血红蛋白氧化为高铁血红蛋白，引起组织缺氧。氮氧化物中，若以二氧化氮为主，主要引起肺损害；一氧化氮为主时，高铁血红蛋白血症和中枢神经系统损害明显。大鼠吸入二氧化氮 4 h 的 LC_{50} 为 180 mg/m³；小鼠吸入二氧化氮 10 min 的 LC_{50} 为 2045mg/m³。

2. 职业接触机会及接触限值

在船舶修造行业中，电焊工、批铆工、氩弧焊工、表面处理工、热处理工等工种可经常接触到氮氧化物。

职业接触限值：一氧化氮 PC - TWA，15 mg/m³。二氧化氮 PC - TWA，5 mg/m³；

PC – STEL，10 mg/m^3。

3. 健康危害与临床表现

急性中毒，吸入气体当时可无明显症状或有眼及上呼吸道刺激症状，如咽部不适、干咳等。常经 6~7 h 潜伏期后出现迟发性肺水肿、成人呼吸窘迫综合征。可并发气胸及纵隔气肿。肺水肿消退后 2 周左右出现迟发性阻塞性细支气管炎而发生咳嗽、进行性胸闷、呼吸窘迫及紫绀。长期接触低浓度的氮氧化物，可引起慢性咽炎、支气管炎症。

4. 法定职业病及诊断标准

法定职业病：职业性急性氮氧化物中毒，职业性刺激性化学物致慢性阻塞性肺病，职业性化学性眼部灼伤，职业性化学性皮肤灼伤。

诊断标准：《职业性急性氮氧化物中毒诊断标准》（GBZ 15—2002）、《职业性刺激性化学物致慢性阻塞性肺病》（GBZ 237—2011）、《职业性化学性眼灼伤诊断标准》（GBZ 54—2002）、《职业性化学性皮肤灼伤诊断标准》（GBZ 51—2009）。

5. 治疗与康复

迅速脱离现场，静卧休息、保暖、吸氧及紧急处理；对刺激反应者，应观察 24~72 h，并给予对症治疗；积极防治肺水肿，保持呼吸道通畅，给予肾上腺糖皮质激素，合理氧疗及对症治疗；迟发性阻塞性毛细支气管炎，应尽早使用肾上腺糖皮质激素。急性轻、中度中毒，治愈后可恢复原工作；重度中毒患者视疾病恢复情况应调离刺激性气体作业。

（六）一氧化碳

1. 理化特性与毒性

理化特性：分子式 CO，无色、无嗅、无刺激性的气体；分子量 28.01，相对密度 0.793（液体），熔点 -205.0 ℃，沸点 -191.5 ℃，自燃点 608.89 ℃，与空气混合物爆炸极限 12%~75%，在水中的溶解度低，但易被氨水吸收。在空气中燃烧呈蓝色火焰，遇热、明火易燃烧爆炸。

毒性：一氧化碳从呼吸道进入血液，吸收迅速，与血红蛋白（Hb）结合的能力比氧与血红蛋白的结合能力强 240 倍，形成 HbCO，不仅使血红蛋白失去携氧能力，还影响氧和血红蛋白的解离，使血红蛋白解离曲线左移，阻碍氧的释放和传递，导致低氧血症，引起组织缺氧窒息。大鼠吸入一氧化碳 4 h 的 LC_{50} 为 2.7g/m^3。

2. 职业接触机会及接触限值

舱内使用二氧化碳保护焊时，舱内燃烧塑料、橡胶制品均可产生大量一氧化碳。

职业接触限值：PC – TWA，20 mg/m^3；PC – STEL，30 mg/m^3。

3. 健康危害与临床表现

一氧化碳在血中与血红蛋白结合而造成组织缺氧。急性中毒：轻度中毒者出现头痛、头晕、耳鸣、心悸、恶心、呕吐、无力，血液碳氧血红蛋白浓度可高于 10%；中度中毒者除上述症状外，还有皮肤黏膜呈樱红色、脉快、烦躁、步态不稳、浅至中度昏迷，血液碳氧血红蛋白浓度可高于 30%；重度中毒者出现深度昏迷、瞳孔缩小、肌张力增强、频繁抽搐、大小便失禁、休克、肺水肿、严重心肌损害等，血液碳氧血红蛋白可高于 50%。部分患者昏迷苏醒后，经 2~60 天的症状缓解期后，又可能出现迟发性脑病，以意识精神障碍、锥体系或锥体外系损害为主。

4. 法定职业病及诊断标准

法定职业病：职业性急性一氧化碳中毒。

诊断标准：《职业性急性一氧化碳中毒诊断标准》（GBZ 23—2002）。

5. 治疗与康复

立即脱离现场，移至空气新鲜处，保持呼吸道通畅，注意保暖，密切观察意识形态，并采取如下措施：

（1）纠正缺氧：立即给予氧疗，以纠正缺氧并促进一氧化碳排出，有条件者尽早采用高压氧治疗。呼吸停止者及时进行人工呼吸或机械通气。

（2）防治脑水肿：一氧化碳中毒者中毒后 2~4 h 即可出现脑水肿，并可持续 5~7 天，应及早应用脱水剂。常用 20% 甘露醇快速静脉滴注，2~3 天后颅内压增高现象好转可酌情减量。肾上腺糖皮质激素有助于消除脑水肿，常选用地塞米松。

（3）改善脑组织代谢：应用能量合剂、胞二磷胆碱、脑活素、脑复康等。

（4）对症支持治疗：频繁抽搐、脑性高热者可使用地西泮 10~20 mg 静脉注射或冬眠疗法，控制合适的肛温为 33~35 ℃，维持水、电解质平衡，给予足够营养，防治感染，加强护理，积极防治并发症。

（5）迟发性脑病的治疗：可应用高压氧、糖皮质激素、血管扩张剂，采用改善脑微循环及细胞代谢疗法以及对症治疗。

（七）二氧化碳

1. 理化特性与毒性

理化特性：分子式 CO_2，无色、无嗅、非可燃性气体；高浓度时略带酸味，分子量 44.01，相对密度 1.527，熔点 -56.6 ℃（526.8 kPa），在 -78.48 ℃升华（101.31 kPa），水中溶解度 171%（0 ℃101.31 kPa）和 88%（20 ℃101.31 kPa），在醇和其他中性有机溶剂中溶解较少，水溶液呈酸性，能被碱性溶液吸收而生成碳酸盐。工业生产中将其压缩成液态，储存于钢瓶中，也常进一步压缩成固体，称干冰（相对密度 1.35）。

毒性：低浓度对呼吸中枢有兴奋作用，高浓度时对中枢神经系统有麻醉作用，常同时伴有空气中氧含量降低所致缺氧的影响。

2. 职业接触机会及接触限值

在通风不良的舱室内进行焊接作业时可造成二氧化碳蓄积。

职业接触限值：PC-TWA，9000 mg/m^3；PC-STEL，18000 mg/m^3。

3. 健康危害与临床表现

接触过量二氧化碳后可引起头痛、眩晕、视物模糊、耳鸣、乏力、脉搏加快，也可有嗜睡，重者可出现烦躁、谵妄、抽搐、昏迷等。吸入极高浓度二氧化碳可在数秒钟内迅速死亡。固态（干冰）和液态二氧化碳在常压下迅速气化，能造成 -80~-43 ℃低温，可引起皮肤和眼的严重冻伤。

4. 治疗与康复

立即脱离现场，移至空气新鲜处，保持呼吸道通畅，注意保暖，密切观察意识状态，纠正缺氧。

（八）锰及其化合物

1. 理化特性与毒性

理化特性：元素符号 Mn，银灰色金属，α 型在常温下稳定，质硬而脆，原子量 54.91，熔点 1245 ℃，沸点 2097 ℃，相对密度 7.20，易溶于稀酸，遇水缓慢生成氢氧化锰，锰蒸气在空气中氧化成灰色的一氧化锰及棕红色的四氧化三锰烟尘。

毒性：生产中过量吸入锰烟及锰尘可引起中毒。慢性中毒主要表现为椎体外系神经障碍，但毒作用机制不十分清楚。锰对线粒体有特殊亲和力，在有线粒体的神经细胞和神经突触中，抑制线粒体三磷酸腺苷酶和溶酶体中的酸性磷酸酶活力，从而影响神经突触的传导能力。锰还引起多巴胺和 5—羟色胺含量减少。锰又是一种拟胆碱样物质，可影响胆碱酯酶合成，使乙酰胆碱蓄积，此与锰中毒时出现震颤麻痹有关。

2. 职业接触机会及接触限值

船舶制造工业，用锰焊条电焊时，可产生锰烟尘。

职业接触限值：PC – TWA，0.15 mg/m³。

3. 健康危害与临床表现

在生产条件下，电焊烟尘（锰烟尘）主要经呼吸道吸收进入人体。短期内吸入大量氧化锰烟尘，少数人可发生"金属烟尘热"。长期在密闭通风不良的空间操作染尘，可发生电焊工尘肺和慢性锰中毒。慢性锰中毒者早期表现为神经衰弱综合征和自主神经功能紊乱，后期出现锥体外系损害的体征，严重者表现为震颤麻痹综合征。

4. 法定职业病及诊断标准

法定职业病：职业性慢性锰中毒。

诊断标准：《职业性慢性锰中毒诊断标准》（GBZ 3—2006）。

5. 治疗与康复

接触锰作业应采取防尘措施和佩戴防毒口罩，禁止在工作场所吸烟和进食。早期可用金属络合剂治疗。肌张力增强者可用苯海索或左旋多巴治疗。

（九）铬及其化合物

1. 理化特性与毒性

理化特性：元素符号 Cr，银灰色、硬而脆金属，比重 7.2，熔点 2130 ℃，沸点 2945 ℃，溶于稀盐酸及硫酸。工业接触的铬多为六价铬，其次是三价铬，铬的价态对铬化合物毒性起重要作用。

毒性：铬酸盐可经呼吸道、消化道和皮肤吸收。六价铬毒性比三价铬大，六价铬在细胞内被转变成三价铬后，通过和蛋白质及核酸紧密结合发挥毒性作用。低浓度可致敏，高浓度对皮肤有刺激和腐蚀作用。

2. 职业接触机会及接触限值

不锈钢氩弧焊时可接触铬及其化合物。

职业接触限值：PC – TWA，0.05 mg/m³。

3. 健康危害与临床表现

急性接触高浓度铬酸或铬酸盐，可刺激眼、鼻、喉及呼吸道黏膜，引起灼伤、充血等。慢性接触易使鼻黏膜糜烂、溃疡和鼻中隔穿孔。皮肤可发生"铬疮"，表现为不易愈合的侵蚀性溃疡。

4. 法定职业病及诊断标准

法定职业病：职业性铬鼻病、职业性铬溃疡、职业性铬所致皮炎。

诊断标准：《职业性铬鼻病诊断标准》（GBZ 12—2002）、《职业性皮肤溃疡诊断标准》（GBZ 62—2002）、《职业性接触性皮炎诊断标准》（GBZ 20—2002）。

5. 治疗与康复

急性吸入性损伤应住院观察，严密注意肾功能改变。慢性鼻黏膜和皮肤溃疡可用 10% 依地酸二钠钙软膏涂抹。

（十）镍及其化合物

1. 理化特性与毒性

理化特性：元素符号 Ni，银白色、坚韧并带磁性金属，比重 8.9，熔点 1452 ℃，沸点 2900 ~ 3080 ℃。可溶于硝酸。可形成液态羰基镍。

毒性：可溶性镍化合物和羰基镍易经呼吸道吸收并与白蛋白结合，但并不在组织中蓄积，主要经尿排出，半减期约 1 周。不溶性镍化合物可蓄积在呼吸道，这可能是致癌的原因。镍易透过胎盘屏障。

2. 职业接触机会及接触限值

船舶制造工业用含镍焊条电焊时，可接触镍及其化合物。

职业接触限值：PC – TWA，$1mg/m^3$。

3. 健康危害与临床表现

接触可溶性镍化合物主要引起接触性皮炎和过敏性湿疹，接触高浓度镍气溶胶也可引起鼻炎、鼻窦炎、嗅觉缺失、鼻中隔穿孔，偶可诱发镍性哮喘。镍烟可引起类似金属烟尘热症状。接触羰基镍可引起头痛、疲劳、恶心、呕吐，严重者可发生肺水肿。镍化合物及镍精炼工人鼻和呼吸道肿瘤发病率增高。

4. 法定职业病及诊断标准

法定职业病：职业性急性羰基镍中毒。

诊断标准：《职业性急性羰基镍中毒诊断标准》（GBZ 25—2010）。

5. 治疗与康复

镍皮炎可用局部激素疗法并脱离进一步接触，严重过敏者应脱离镍作业。接触羰基镍应注意呼吸道症状和全身毒性，可检测尿中镍含量，若过度接触可用二乙基二硫代甲酸钠驱镍。

（十一）铅及其化合物

1. 理化特性与毒性

理化特性：元素符号 Pb，柔软略带灰白色金属，原子量 207.2，相对密度 11.34 （20/4 ℃），熔点 327.4 ℃，沸点 1740 ℃，蒸气压 0.24 kPa（1.77 mmHg 1000 ℃），不溶于水，溶于硝酸和热的浓硫酸。铅尘遇热或明火会着火、爆炸，加热至 400 ~ 500 ℃时即有相当多的铅烟逸出。

毒性：在生产环境中，呼吸道是主要吸收途径，其次是消化道。血循环中的铅早期主要分布于肝、肾、脑、皮肤和骨骼肌中，数周后，铅由软组织转移到骨，并以难溶性的磷酸铅形式沉积下来。人体内 90% ~ 95% 的铅遗存于骨。铅中毒机制在某些方面尚有待研究。铅作用于全身各系统和器官，主要累积于血液与造血系统、神经系统、消化系统、血管及肾脏。

2. 职业接触机会及接触限值

船舶制造工业工人经常在水舱密闭环境下焊接锌皮管，烧焊带有铅底漆的钢材。另外，船舶除锈、焊接用的焊条或焊丝，油漆、涂料都可含有铅及其化合物，故慢性铅中毒事故时有发生。

职业接触限值：铅尘 PC – TWA，0.05 mg/m^3；铅烟 PC – TWA，0.03 mg/m^3。

3. 健康危害与临床表现

急性铅中毒多因消化道吸收引起。中毒后，口内有金属味、流涎、恶心、呕吐，阵发性剧烈腹绞痛（铅绞痛），腹软，按之可减轻疼痛，常有便秘或腹泻、头痛、血压升高、多汗、尿少。严重者可有中毒性肝病、中毒性肾病及贫血等。麻痹性肠梗阻等偶有发生。齿龈有铅线为铅吸收的征象。

4. 法定职业病及诊断标准

法定职业病：职业性慢性铅中毒。

诊断标准：《职业性慢性铅中毒诊断标准》（GBZ 37—2002）。

5. 治疗与康复

治疗方法包括驱铅和对症治疗。

二、生产性粉尘

1. 理化特性

生产性粉尘是指在生产过程中形成的，并能长时间悬浮在空气中的固体微粒。生产性粉尘按其性质分为无机性粉尘、有机性粉尘和混合性粉尘。

（1）无机性粉尘：①金属性粉尘，如铝、铁、锡、铅、锰、铜等金属及其化合物粉尘；②非金属矿物粉尘，如石英、石棉、滑石、煤等；③人工合成无机粉尘，如水泥、玻璃纤维、金刚砂等。

（2）有机性粉尘：①植物性粉尘，如木尘、烟草、棉、麻、谷物、茶、甘蔗、丝等粉尘；②动物性粉尘，如畜毛、羽毛、角粉、骨质等粉尘；③人工有机粉尘，如树脂、有机染料、合成纤维、合成橡胶等。

（3）混合性粉尘：上述各种粉尘的两种或多种混合存在，称为混合性粉尘。此种粉尘在生产中最常见，如清砂车间的粉尘含有金属粉尘和型砂粉尘。

粉尘的理化特性不同，对人体的危害性质和程度不同，发生致病作用的潜伏期等也不相同。影响粉尘损害机体的特性有粉尘的化学成分、粉尘的浓度和接触时间、粉尘分散度、粉尘的硬度、粉尘的溶解度、粉尘的荷电性、粉尘的爆炸性。

2. 职业接触机会及接触限值

船舶制造过程中，工人进行焊接作业时可接触电焊烟尘；喷砂作业时可接触金属氧化物粉尘和喷料的自碎粉尘；打磨作业时可接触砂轮磨尘；切割作业时可接触金属粉尘；绝缘作业时可接触石棉和矿物纤维。

职业接触限值：电焊烟尘 PC – TWA，4 mg/m^3；砂轮磨尘、其他粉尘 PC – TWA，

4 mg/m³；石棉粉尘 PC – TWA，0.8 mg/m³。

3. 健康危害与临床表现

刺激作用：吸入的生产性粉尘首先进入呼吸道刺激呼吸道黏膜，使黏膜毛细血管扩张，黏液分泌增加，以加强对粉尘的阻留作用。粉尘散落于皮肤上可堵塞皮脂腺，使皮肤干燥，易引起继发性感染，形成粉刺、毛囊炎等。

非特异性炎症反应：长期吸入大量粉尘可损伤呼吸道黏膜，所致呼吸道机械性损伤也常引起继发性感染，因此，接尘工人的慢性支气管炎是常见的与职业有关的疾病。

致纤维化作用：尘肺是长期吸入矿物性粉尘引起的，以肺组织纤维化病变为主的一类全身性疾病，能导致呼吸功能严重受损而使劳动能力下降或丧失。粉尘所致纤维化作用是粉尘对人体健康危害最大的生物作用。

患者早期多无任何症状，只有当病变明显进展，合并支气管或肺部感染时，才出现呼吸系统症状和体征，如气短、胸痛、胸闷、咳嗽、咳痰等症状；从事稍重劳动或爬坡时，气短加重；秋冬季咳嗽、咳痰增多。

生产性粉尘进入人体后，主要引起职业性呼吸系统疾患，长期接触高浓度粉尘可引起以肺组织纤维化为主的全身性疾病、尘肺病、呼吸系统肿瘤、粉尘性炎症等；对上呼吸道黏膜、皮肤等部位产生局部刺激作用，可引起相应疾病。

4. 法定职业病及诊断标准

法定职业病：电焊工尘肺、其他尘肺、金属及其化合物粉尘肺沉着病。

诊断标准：《尘肺病诊断标准》（GBZ 70—2009）。

5. 治疗与康复

尘肺目前尚无根治方法。在临床上可用柠檬酸铝等治疗药物减轻症状、延缓病情进展。在药物治疗的同时应积极对症治疗，预防并发症，增强营养，生活规律化和进行适当的体育锻炼。

尘肺诊断一经确诊，应及时调离接尘作业。不能及时调离的，必须报告当地职业卫生监督管理部门及工会。伤残程度轻者，在调离接尘作业后，可安排在非接尘作业区从事劳动强度不大的工作。伤残程度中等者，可安排在非接尘作业区做些力所能及的工作，或在医务人员指导下进行康复期活动。伤残程度重者，不担负任何工作，在医务人员指导下进行康复期活动。

三、物理因素

（一）噪声

1. 理化特性

生产过程中产生的声音，其频率和强度没有规律，听起来使人感到厌烦，称为生产性噪声或工业噪声。按其来源可分为机械性噪声、流体动力性噪声、电磁性噪声等。根据噪声随时间的分布情况，生产性噪声又可分为连续声和间断声，连续声包括稳态噪声和非稳态噪声，间断声又称为脉冲噪声。

2. 职业接触机会及接触限值

船舶制造作业场所中几乎都存在噪声，造船工艺流程中存在噪声危害的主要工序有钢材预处理、部件切割加工、舾装、焊接、喷砂、打磨等，通风机的振动、空压钻、铆接、空压机的气流均会产生噪声。

职业接触限值：每周工作 5 天，每天工作 8 h，稳态噪声限值为 85 dB（A），非稳态噪声等效声级的限值为 85 dB（A）；每周工作日不是 5 天，需计算 40 h 等效声级，限值为 85 dB（A）。

3. 健康危害与临床表现

噪声对人体的危害作用可分为特异作用（对听觉系统）和非特异作用（对其他系统）两类。对听觉系统的损害表现为暂时性听阈位移或永久性听阈位移。永久性听阈位移早期表现为高频听力下降（听力损伤），随着接触噪声时间的延长或强度的增大，语言频段的听力也受到影响，语言听力出现障碍，继而发展为噪声聋。

劳动者长期接触噪声还可引起头痛、头晕、耳鸣、心悸、睡眠障碍和全身乏力等神经衰弱综合征，以及自主神经功能变化、血压升高、心血管疾病患病率增高。

4. 法定职业病及诊断标准

法定职业病：职业性噪声聋。

诊断标准：《职业性噪声聋诊断标准》（GBZ 49—2007）。

5. 治疗与康复

对噪声聋目前没有有效的治疗方法，早期的听力保护十分重要，可防止或减缓病情的进一步发展。可补充维生素 B。严重者配助听器。

（二）手传振动

1. 理化特性

物体在外力作用下沿直线或弧线以中心位置（平衡位置）为基准的往复运动，称为机械振动，简称振动。振动对人体影响的主要因素有频率、振幅、加速度等。振动的不良影响与振动频率、强度和接振时间有关。根据振动作用于人体的部位和传导方式不同，可将生产性振动相对分为局部振动和全身振动。在生产中，工人一般以接触局部振动为主。

2. 职业接触机会及接触限值

船舶制造中，对钢材的冲压、批凿、钻眼、铆接、风镐清砂、打磨除锈等均能接触不同频率、振幅和强度的手传振动。

职业接触限值：手传振动 4 h 等能量频率计权振动加速度 5 m/s²。

3. 健康危害与临床表现

全身振动影响人的舒适感，使注意力不集中，降低工作效率，对胃酸分泌和胃肠蠕动起抑制作用，使胃肠道和腹内压力增高；高强度的剧烈振动可引起内脏位移，甚至造成机械性损伤；长时间接触全身振动，可引起运动病（晕动病），患者易有疲劳感、精神不振、面色苍白、出冷汗等。

局部振动对接触者的主要危害是长期接触而引起以局部末梢（手）循环障碍为主的局部振动病，也可引起一些全身性的非特异损害，如对神经系统、心血管系统、骨骼-肌肉系统的损害等。

4. 法定职业病及诊断标准

法定职业病：职业性手臂振动病。

诊断标准：《职业性手臂振动病诊断标准》（GBZ 7—2002）。

5. 治疗与康复

局部振动病目前尚无特效疗法。可采用扩张血管及营养神经的药物、有活血通络作用的中药、运动疗法、物理疗法等进行综合治疗，必要时可施行外科手术。

对观察对象应根据情况 1~2 年复查一次，密切观察病情变化；轻度局部振动病患者应调离振动作业，适当进行治疗，并根据病情安排其他工作；重度局部振动病患者必须调离振动作业，积极进行治疗，病情减轻后可从事其他轻作业。频繁发作时，可适当休息。有运动功能障碍者，应加强功能锻炼。

（三）高温

1. 理化特性

高温作业是指有高气温，或有强烈的热辐射，或伴有高气湿相结合的异常气象条件，WBGT 指数超过规定限值的作业。

2. 职业接触机会及接触限值

船舶制造过程中，各种焊接作业可产生局部高温；夏季高温天气进行露天作业可接触夏季高温。

职业接触限值：接触时间率100%，体力劳动强度为Ⅳ级，WBGT 指数限值为 25 ℃；劳动强度分级每下降一级，WBGT 指数限值增加 1~2 ℃；接触时间率每减少25%，WBGT 限值指数增加 1~2 ℃。本地区室外通风设计温度大于 30 ℃的地区，以上规定的 WBGT 指数相应增加/℃。

3. 健康危害与临床表现

环境温度过高、湿度大、风速小、劳动强度过大、劳动时间过长可引起中暑，按发病机理的不同可分为热射病、热痉挛和热衰竭。

（1）热射病：人在热环境下，散热途径受阻，体温调节机制失调所致。其临床特点是在高温环境中突然发病，体温升高可达 40 ℃以上，开始时大量出汗，以后出现无汗，并可伴有干热和意识障碍、嗜睡、昏迷等中枢神经系统症状。

（2）热痉挛：由于大量出汗，体内钠、钾过量丢失所致。主要表现为明显的肌肉痉挛，伴有收缩痛。

（3）热衰竭：本病发病机理尚不明确，多数认为在高温高湿环境下，皮肤血流的增加不伴有内脏血管收缩或血容量的相应增加，因此不能足够代偿，致脑部暂时供血减少而晕厥。先有头昏、头痛、心悸、出汗、恶心、呕吐、皮肤湿冷、面色苍白、血压短暂下降，继而晕厥，体温不高或稍高。

4. 法定职业病及诊断标准

法定职业病：职业性中暑。

诊断标准：《职业性中暑诊断标准》（GBZ 41—2002）。

5. 治疗与康复

中暑主要依据其发病机制和临床症状进行对症治疗，体温升高者应迅速降低体温。轻症中暑时应迅速使患者离开高温作业环境，到通风良好的阴凉处安静休息，给予含盐清凉饮料，必要时用葡萄糖生理盐水静脉滴注。重症中暑时应迅速采取降低体温、维持循环呼吸功能的措施，必要时应纠正水、电解质平衡紊乱。

对中暑患者及时进行对症处理，一般可很快恢复，不必调离原作业。若因体弱不宜从事高温作业，或有高温作业禁忌证者，应调换工种。

（四）工频电场

1. 理化特性

工频电场是指频率为 50 Hz 的电场。

2. 职业接触机会及接触限值

起重机、电弧焊、配电房、变电房等可存在工频电场。

职业接触限值：电场强度 5 kV/m。

3. 健康危害与临床表现

在工频高压电场区作业人员由于长期受到电场磁场作用的影响会有少部分人出现头昏、失眠、乏力、食欲缺乏、多汗、脱发、性欲减退、月经紊乱等自觉症状，即所谓疲劳综合征，但不一定表现为生理生化值的异常。

许多调查发现，电磁场的职业暴露虽然可能增加肿瘤的发生风险，尤其是白血病、淋巴系统肿瘤和神经系统肿瘤，但这种风险程度并不高，没有统计学意义。但是应该注意，如果在生产环境中同时存在着其他较强的致癌因素时，工频电场的这个作用则不容忽视。

4. 治疗与康复

工频电场的损害目前尚无针对性的治疗方案。接触工人应注意适当休息，加强营养，并进行适当的体育锻炼。

（五）电焊弧光

1. 理化特性

电焊作业中，物体温度达 1200 ℃以上时，辐射光谱中可出现紫外线。随着温度升高，紫外线波长变短，强度增大。电焊弧光氩弧焊时紫外线辐射光谱在 390 nm 以下，非熔化极氩弧焊的作用强度是普通电焊的 5 倍，熔化极氩弧焊的作用强度则是普通电焊的 20 倍。

2. 职业接触机会及接触限值

船舶制造电焊作业量大，各种电焊过程均可产生电焊弧光。

职业接触限值：8 h 辐照度为 0.2 μW/cm²，照射量为 3.5 mJ/cm²。

3. 健康危害与临床表现

强烈的电焊弧光对人体产生的健康效应包括引起红斑、色素沉着，长期暴露会由于结缔组织损害和弹性丧失而致皮肤皱缩、老化，严重的甚至可诱发皮肤癌。电焊弧光被角膜和结膜上皮所吸收，引起急性角膜结膜炎，为电光性眼炎；被晶体吸收，可致白内障。

4. 法定职业病及诊断标准

法定职业病：职业性电光性皮炎、职业性急性电光性眼炎、职业性白内障。

诊断标准：《职业性电光性皮炎诊断标准》（GBZ 19—2002）、《职业性急性电光性眼炎（紫外线角膜结膜炎）诊断标准》（GBZ 9—2002）、《职业性白内障诊断标准》（GBZ 35—2010）。

5. 治疗与康复

电焊弧光对眼睛的损害若及时得到处理，一般在 1～2 天即可痊愈，不影响视力。症状较轻者无须特别处理，症状较重者可用 0.5% 丁卡因滴眼，有镇静、止痛作用。用新鲜人奶、牛奶滴眼，效果明显。

（六）电离辐射

1. 理化特性

放射线作用于物体，可以使其发生电离现象的辐射为电离辐射，如 X 射线、α 射线、γ 射线、宇宙射线、中子射线。

2. 职业接触机会

船舶制造业中，常用 X 射线探伤仪进行探伤，作业过程中存在 X 射线。

3. 健康危害与临床表现

当人体受过量的放射线照射或过量放射性核素进入体内时，就可产生有害的辐射损伤效应。人体各器官对放射线的敏感程度顺序为：腹部＞头部和颈部＞胸部和四肢。

（1）急性放射病。如果短时间内受到大剂量电离辐射照射可造成急性放射病，临床上分为 4 度。轻度：照射后有疲乏、无力感，轻度恶心、食欲减退、头昏、失眠，1～2 天后白细胞升至 10000 个/mm³ 以上，可自行恢复。中度、重度：表现为疲乏、头昏、恶心、腹泻、感染、高烧、出血及造血系统损伤引起造血障碍。极重度：受照射后 1 h 内反复呕吐、腹泻，2～3 天后高烧、厌食、便血，严重脱水，全身衰竭死亡。

（2）慢性放射病。慢性放射病是指经受到超容许剂量照射所引起的一种慢性全身性损伤。病程长，起伏不定，主观症状多，客观症状和体征少且无特异性。病人常自述神经衰弱症候群、自主神经功能紊乱的种种表现和多个器官的症状。

（3）放射性皮肤损伤。身体局部受到一次或短时间内多次大剂量照射所引起的皮肤损伤称为急性放射性皮肤损伤。由急性放射性皮肤损伤迁延或小剂量长期照射引起的称慢性放射性皮肤损伤。

（4）电离辐射的远后效应。电离辐射的远后效应是指个体受照后几个月、几年甚至几十年发生的效应。远后效应可出现在受照者本人身上，也可显现在其后代身上，前者称为躯体晚期效应，后者称为遗传效应。躯体晚期效应主要是致癌作用，包括白血病、甲状腺癌、乳腺癌、肺癌、骨肉癌、皮肤癌、放射性白内障等。遗传效应主要有胚胎致死、畸形、智力低下和致癌。

4. 法定职业病及诊断标准

法定职业病：职业性放射性疾病。

诊断标准：《职业性放射性疾病诊断标准（总则）》（GBZ 112—2002）。

5. 治疗与康复

急性放射病患者应视损伤程度，采取综合治疗措施，进行消毒隔离，周密护理，预防感染和出血，并进行全身支持性治疗。慢性放射病患者主要是脱离放射性工作岗位，采用中西医结合治疗，每 2 年定期随访。

第五节　职业病危害因素控制要求

一、基本要求

在预防为主，防治结合，分类管理，综合治理的方针指导下，企业不仅依靠技术、工程设施等硬件措施，更需要通过管理、法制、教育等软技术实现生产经营活动中人员的健康安全，创造适应企业安全文化运行的管理制度和机制，变传统的被动型、经验型的作业驱动型安全管理为效益型、系统型的项目驱动型安全管理。对职业病危害因素的预防应采取全过程控制方法，首先从源头化管理开始，设计工艺人员要有体系思想，从危险源辨识开始，识别设计、工艺中潜在或可能存在的职业病危害因素，根据危害的程度在不同阶段注明相应的防护措施，同时加强职业卫生宣教，有针对性地宣贯相关职业病的危害及预防措施、中毒现场急救处理办法等，提高防护意识，并在生产过程中积极实施、督查。

二、船舶工业粉尘污染源

（一）焊接烟尘

焊接时，电焊条和金属器材在电弧高温下（3000～6000 ℃）发生炽热的冶金反应，产生大量的金属氧化物，以气溶胶状态散发到空气中，经迅速冷凝而形成粒径很小（大多数为 0.4～0.5 μm）的电焊烟尘。电焊烟尘是常见的危害巨大的职业病危害因素之一，基于焊接方法与焊接对象不同，可能产生包括锰、铁、铝、锌、铜等金属及其氧化物的有害因素。长期接触电焊烟尘会导致其在肺内滞留沉积，最终形成电焊工尘肺。

（二）切割粉尘

等离子切割机在切割金属时，产生大量烟雾，其成分主要为金属及其氧化物粉尘。由于烟雾粒径很小，很大部分为可吸入粉尘（即可直接进入肺泡的粉尘），当操作工人长期在通风不良和没有防护措施的环境中进行作业时，易患低热、尘肺等职业病，严重危害操作工人身体健康。

（三）打磨粉尘

船厂打磨粉尘的主要来源为焊缝打磨、工件打磨、碳弧气刨等工位打磨。由于作业点分散，目前打磨粉尘尚无有效的治理措施，仅采取个体防护。长期吸入打磨粉尘可导致尘肺等职业病。

船舶行业粉尘危害程度比较严重的是切割、焊接、打磨，最严重的是碳刨、密闭舱室焊接等工位。此类必须通过通风除尘技术控制粉尘及其有害污染物浓度，减少对作业工人的健康影响。

三、技术控制措施

加强新技术应用，积极采用先进的、与国际接轨的通风除尘技术，从源头治理生产性粉尘，减少工作环境中粉尘浓度。

（一）焊接烟尘治理

随着我国造船工业技术的发展，船体装焊车间日趋大型化，车间建筑尺寸已从单跨、数千平方米发展到多跨、数万平方米，随之而来的是焊接烟尘造成室内作业卫生条件下降的问题日趋严重。由于我国目前焊接工艺机械化程度不高，仍以手工为主电弧焊和半自动焊，工位移动工件不动，使得焊接烟尘产生点不断变化，给车间设置排烟净化装置造成一定困难。加上过去重视程度不够，所以许多焊接工艺操作没有排烟净化装置，产生的烟尘全部散发在室内，造成车间烟雾弥漫，可见度低，同时导致了以电焊工尘肺、慢性锰中毒为代表的焊接类职业病问题。目前国内船厂焊接烟尘的治理主要依靠全面通风和局部通风相结合的方式来改善焊接车间、密闭舱室的作业环境，同时要求工人在焊接作业时佩戴防尘口罩等劳保用品，做好个体防护。在焊接烟尘治理方面，高真空焊烟净化技术为最先进的局部除尘技术之一。该技术核心为在焊烟产生初期，尚未完全扩散至室内时，利用高负压在第一时刻对焊烟进行捕捉，是对污染物治理效率最高、最有效的方法，其系统风量、功耗较低，可起到事半功倍的效果。

（二）等离子切割机烟尘治理

（1）湿式处理方式是利用水下切割平台，把工件放置在水中或水面，然后在水下或紧贴水面的地方完成切割作业，用水来捕捉切割过程中产生的烟尘，从而达到净化环境的目的。

（2）干式处理方式是为切割工作平台增加一套烟尘捕集装置，并把捕集到的烟尘气流直接输送到烟尘过滤净化设备，经过处理达标后排放。在切割机粉尘治理方面，干式双侧吸除尘技术是粉尘捕集效率最高、使用效率最好的局部除尘技术。

四、现场作业要求

实施分级管理，自下而上依次包括班组、车间、子公司安环部门、总部安环部门。重点为生产作业现场职业健康安全、"6S"目视管理落实、监督和检查。在产生严重危害的作业岗位设置警示标识和警示说明。

五、职业卫生管理与监督

企业要将职业卫生管理工作作为日常管理工作的组成部分，进行持续改进和不间断管理。将职业病的预防控制深入到日常管理的各个方面。首先要设置职业卫生管理机构或组织，配备专职或兼职专业人员，设立职业健康监督管理人员，制定职业病防治计划和实施方案，建立健全职业卫生管理制度，采取切实可行的管理措施，同时对建设项目的职业危害要落实"三同时"制度，做好职业卫生评价，把职业病预防控制措施提前到建设项目的管理。

（一）员工职业健康监护

所有接触职业病危害因素的职工（包括正式工、合同工、临时工或农民工）一律纳入职业健康监护管理，对从事接触职业病危害因素作业的劳动者要依法进行上岗前、在岗期间和离岗时的职业健康检查，并建立职业健康监护档案。

（1）员工上岗前职业健康检查：包括从无害作业调到有害作业的体检及更换新的有害作业人员的体检。体检结果存档，体检合格者，方能上岗。

（2）职业病危害因素作业人员在岗职业健康检查：对体检中发现职业病、疑似职业病、禁忌证、重点监护人员的体检结果均输入职工健康监护档案，对检查中发现的职业禁忌证人员调动岗位，对疑似职业病人及时安排到职业病防治院进行诊断。这样，既可以掌握员工健康基本情况，又可以及时发现某些职业禁忌证，以避免从事职业危害作业而诱发一些疾病。

（3）离岗时职业健康检查：主要针对离岗后调岗、解除合同、退休等人员进行检查，了解离岗时健康情况，分清健康损害的责任，落实职工健康权益。

（4）应急健康检查：全面了解评价特定情况下的职业病危害程度。

（二）个体防护

个人职业病防护用品是指在职业活动中个人随身穿（佩）戴的特殊用品，目的是为了消除或减轻职业病危害因素对劳动者健康的影响，如防护帽、防护服、防护手套、防护眼镜、防护（口）面罩、防护耳罩（塞）、呼吸防护器和皮肤防护用品等。

根据工作场所职业病危害因素的种类，配备相应的个体防护用品。所使用的防护用品必须是有生产资质的厂家生产的符合国家或行业标准的产品。

第三章 电焊烟尘危害及其防护技术

第一节 常见焊接技术

一、焊接方法与分类

焊接工艺是通过加热、加压，或两者并用，用或者不用焊材，使两工件产生原子间相互扩散，形成冶金结合的加工工艺和连接方式。焊接应用非常广泛，既可用于金属，也可用于非金属。焊接方法分类繁多，按族系法分类，焊接方法主要分为熔焊、压焊和钎焊三大类，其次再将每一大类进行分类，如熔焊按能源种类细分为电弧焊、气焊、铝热焊、电渣焊等，电弧焊又分为熔化极电弧焊、非熔化极电弧焊。焊接方法分类如图3-1所示。

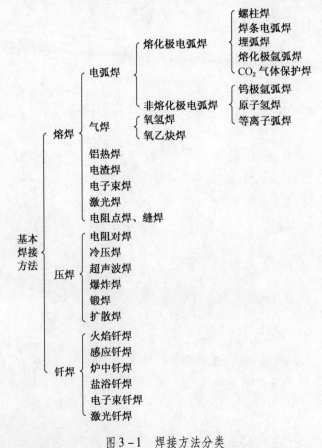

图 3-1 焊接方法分类

二、焊接工艺

(一) 熔焊

熔焊是在焊接过程中将工件接口加热至熔化状态，不加压力完成焊接的方法。熔焊时，热源将待焊两工件接口处迅速加热熔化，形成熔池。熔池随热源向前移动，冷却后形成连续焊缝而将两工件连接成为一体。在熔焊过程中，如果大气与高温的熔池直接接触，大气中的氧就会氧化金属和各种合金元素。大气中的氮、水蒸气等进入熔池，还会在随后冷却过程中在焊缝中形成气孔、夹渣、裂纹等缺陷，恶化焊缝的质量和性能。为了提高焊接质量，人们研究出了各种保护方法。例如，气体保护电弧焊就是用氩、二氧化碳等气体隔绝大气，以保护焊接时的电弧和熔池率；又如焊接钢材时，在焊条药皮中加入对氧亲和力大的钛铁粉进行脱氧，就可以保护焊条中有益元素锰、硅等免于氧化而进入熔池，冷却后获得优质焊缝。

电弧焊是目前应用最广泛的焊接方法。它包括熔化极电弧焊和非熔化极电弧焊。其中绝大部分电弧焊是以电极与工件之间燃烧的电弧作热源。在形成接头时，可以采用也可以不采用填充金属。所用的电极是在焊接过程中熔化的焊丝时，叫作熔化极电弧焊，如焊条电弧焊、埋弧焊、CO_2 气体保护焊等。所用的电极是在焊接过程中不熔化的碳棒或钨棒时，叫作非熔化极电弧焊，如钨极氩弧焊、等离子弧焊等。

1. 熔化极电弧焊

(1) 焊条电弧焊。焊条电弧焊（又称"手弧焊"）是各种电弧焊方法中发展最早、目前仍然应用最广的一种焊接方法。它以外部涂有涂料的焊条作电极和填充金属，电弧在焊条的端部和被焊工件表面之间燃烧（图 3-2）。涂料在电弧热作用下一方面可以产生气体以保护电弧，另一方面可以产生熔渣覆盖在熔池表面，防止熔化金属与周围气体的相互作用。熔渣的更重要作用是与熔化金属产生物理化学反应或添加合金元素，改善焊缝金属性能。

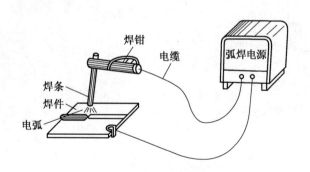

图 3-2　焊条电弧焊

电弧焊可分为手工电弧焊、半自动（电弧）焊、自动（电弧）焊。自动（电弧）焊通常是指埋弧自动焊，在焊接部位覆有起保护作用的焊剂层，由填充金属制成的光焊丝插入焊剂层，与焊接金属产生电弧，电弧埋藏在焊剂层下，电弧产生的热量熔化焊丝、焊剂和母材金属形成焊缝，其焊接过程是自动化进行的。最普遍使用的是手工电弧焊。

焊条电弧焊是用手工操纵焊条进行焊接工作的，可以进行平焊、立焊、横焊和仰焊等多位置焊接。焊条电弧焊设备简单、轻便，操作灵活。可以应用于维修及装配中的短缝的焊接，特别是可以用于难以达到的部位的焊接。焊条电弧焊配用相应的焊条可适用于大多数工业用碳钢、不锈钢、铸铁、铜、铝、镍及其合金。焊条电弧焊可以在任何有电源的地方进行焊接作业。适用于各种金属材料、各种厚度、各种结构形状的焊接。

（2）埋弧焊。埋弧焊是以连续送进的焊丝作为电极和填充金属。焊接时，在焊接区的上面覆盖一层颗粒状焊剂，电弧在焊剂层下燃烧，将焊丝端部和局部母材熔化，形成焊缝（图3-3）。在电弧热的作用下，上部分焊剂熔化熔渣并与液态金属发生冶金反应。熔渣浮在金属熔池的表面，一方面可以保护焊缝金属，防止空气的污染，并与熔化金属产生物理化学反应，改善焊缝金属的成分及性能；另一方面还可以使焊缝金属缓慢冷却。埋弧焊可以采用较大的焊接电流。与焊条电弧焊相比，其最大的优点是焊缝质量好，焊接速度高。因此，它特别适于焊接大型工件的直缝和环缝，而且多数采用机械化焊接。埋弧焊已广泛用于碳钢、低合金结构钢和不锈钢的焊接。由于熔渣可降低接头冷却速度，故某些高强度结构钢、高碳钢等也可采用埋弧焊焊接。

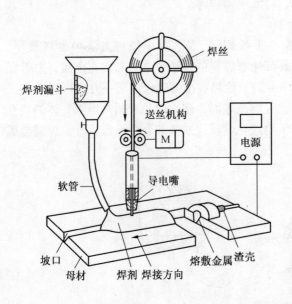
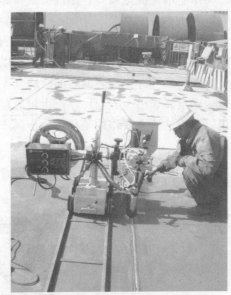

图3-3 埋弧焊

（3）熔化极气体保护焊。熔化极气体保护焊是利用连续送进的焊丝与工件之间燃烧的电弧作热源，由焊炬喷嘴喷出的气体保护电弧来进行焊接的（图3-4）。熔化极气体保护焊通常用的保护气体有：氩气、氦气、CO_2 气或这些气体的混合气。以 CO_2 为保护气体时称为 CO_2 气体保护焊；以氩气或氦气为保护气时，称为熔化极惰性气体保护焊（在国际上简称为 MIG 焊）；以惰性气体与氧化性气体（O_2、CO_2）混合气为保护气体时，或以 CO_2 气体或 $CO_2 + O_2$ 混合气为保护气时，统称为熔化极活性气体保护焊（在国际上简称为 MAG 焊）。熔化极气体保护焊的主要优点是可以方便地进行各种位置的焊接，同时也具有焊接速度较快、熔敷率高等优点。熔化极活性气体保护电弧焊可适用于大部分主要金属，包括碳钢、合金钢。熔化极惰性气体保护焊适用于不锈钢、铝、镁、铜、钛、锆及镍合金。利用这种焊接方法还可以进行电弧点焊。

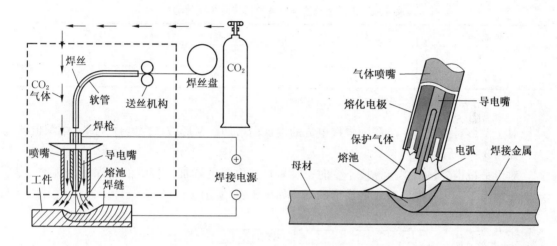

图 3-4　熔化极气体保护焊

CO_2 气体保护焊是一种高效节能的焊接方法，考虑到 CO_2 气体保护焊大多为半自动焊，所以应该正确地进行焊接准备，正确地选择焊接参数、焊接操作和焊接技术等。

① 焊丝直径。焊丝直径通常是根据焊件的厚薄、施焊的位置和效率等要求选择。焊接薄板或中厚板的全位置焊缝时，多采用 1.6 mm 以下的焊丝（称为细丝 CO_2 气体保护焊）。焊丝直径的选择参照表 3-1。

表 3-1　焊丝直径与焊接电流范围

焊丝直径/mm	推荐电流范围/A	可能使用的电流范围/A
0.6	40~90	30~180
0.8	50~120	40~200
1.0	70~180	60~300
1.2	80~350	70~400
1.6	300~500	150~550
2.0	350~550	200~650
2.5	420~650	300~800

② 焊接电流。焊接电流的大小主要取决于送丝速度。送丝速度越快，则焊接电流就

越大。焊接电流对焊缝的熔深影响最大。当焊接电流为 60～250 A，即以短路过渡形式焊接时，焊缝的熔深一般为 1～2 mm；只有在 300 A 以上时，熔深才明显的增大，而且熔深随焊接电流的增加而增加。不仅焊接电流对熔深有影响，熔接速度也对熔深有很大影响，随着焊接速度的增加，熔深减少。

I 形对接坡口时坡口间隙对熔深影响很大，见表 3-2。

表 3-2　I 形对接坡口时坡口间隙对熔深的影响

间隙/mm	熔深/%	间隙/mm	熔深/%
0	100	1.0	125
0.5	110	2.0 以上	烧穿

注：熔深 100% 表示正好熔透，大于 100% 表示背面有余高。

对于 V 形对接坡口，熔深随焊接电流的增加而增加。V 形坡口深度越大时，熔深也越大，如图 3-5 所示。

对于平板推焊，当焊接速度不变时，随着焊接电流的增加，焊缝的熔深和余高增加，熔宽增加不多。焊接电流对焊缝成形的影响如图 3-6 所示。

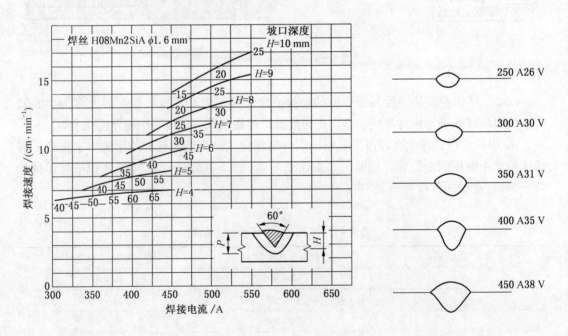

图 3-5　熔深与焊接电流的关系（V 形坡口）　　　图 3-6　焊接电流对焊缝成形的影响

半自动 CO_2 焊时，随着焊接电流增加，熔深增加；通常还可以通过改变焊丝伸出长度来调节焊缝熔深，导电嘴与母材间的距离增加，熔深减小，如图 3-7 所示。

③ 电弧电压。细丝 CO_2 焊的电弧电压与焊接电流的匹配关系如图 3-8 所示。

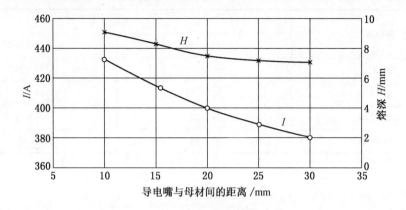

注：焊丝直径 1.6 mm

图 3 - 7　焊丝伸出长度对熔深的影响

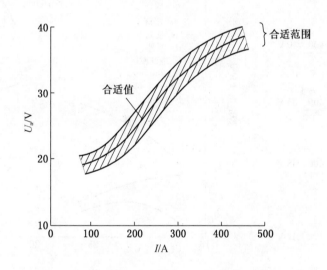

图 3 - 8　细丝 CO_2 焊的电弧电压与焊接电流的匹配关系

短路过渡时，电弧电压可用下式计算：

$$U = 0.04I + 16 \pm 2$$

此时，焊接电流一般在 200 A 以下，焊接电流和电弧电压的最佳匹配见表 3 - 3。当电流在 200 A 以上时，则电弧电压的计算公式为

$$U = 0.04I + 20 \pm 2$$

电弧电压对焊缝形成的影响十分明显，如图 3 - 9、图 3 - 10 所示。

④ 焊接速度。半自动焊接时，熟练焊工的焊接速度为 18 ~ 36 m/h；自动焊时，焊接速度可高达 150 m/h。随着焊接速度的提高，焊接过程与焊缝成形将受到较大的影响，如图 3 - 11、图 3 - 12 所示。

表3-3　短路过渡CO_2焊时焊接电流与电弧电压的最佳匹配

焊接电流/A	电弧电压/V	
	平　焊	立焊和仰焊
70～120	18～21.5	17～19
130～170	19.5～23	18～21
180～210	20～24	18～22
220～260	21～25	—

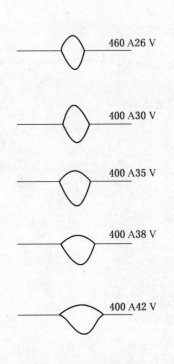

图3-9　不同电弧电压
　　　时的焊缝成形

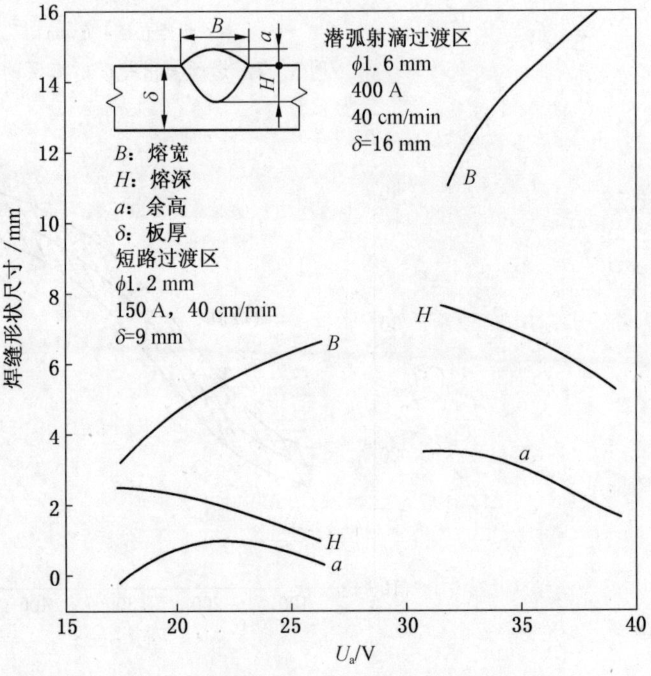

图3-10　焊缝成形与电弧电压的关系

　　为了得到良好的焊缝成形，在增加焊接速度的同时，必须降低电弧电压。图3-13a所示为ϕ1.2 mm低碳钢焊丝在400 A时高速焊的不同类型焊缝区间。电弧电压较高时，当焊接速度达到1 m/min左右，首先产生咬边。当焊接速度进一步提升到1.5 m/min以上时，还将出现驼峰焊缝，如图3-14所示。电弧电压较低时，焊丝端头易插入熔池而产生飞溅，破坏焊接过程的稳定性。图3-13b所示为ϕ1.2 mm低碳钢焊丝在150 A时高速焊的不同类型焊缝区间，主要特点与图3-13a类似，正常焊缝区间向低电压方向转移。当电弧电压较高时，焊缝将不能成形。相反，当电弧电压更低时，易产生顶丝和焊瘤。

⑤ 焊丝的伸出长度。一般情况下焊丝的伸出长度约为焊丝直径的 10 倍，并随焊接电流的增加而增加。

⑥ 气体的流量。正常焊接时，200 A 以下薄板焊接，CO_2 的流量为 10 ~ 25 L/min；200 A 以上厚板焊接，CO_2 的流量为 15 ~ 25 L/min；粗丝大规范自动焊为 25 ~ 50 L/min。

电流：一般为 150 ~ 350 A，常用规范为 200 ~ 300 A。

电压：一般范围值为 22 ~ 40 V，常用规范为 26 ~ 32 V。

干伸长度：焊丝从导电嘴前端伸出的长度一般为焊丝直径的 10 ~ 15 倍，即 10 ~ 15 mm。

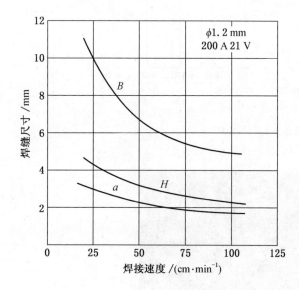

图 3 - 11　焊接速度对焊缝成形的影响

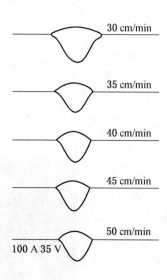

图 3 - 12　焊接速度与焊缝断面形状的关系

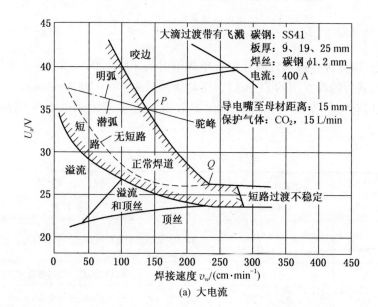

(a) 大电流

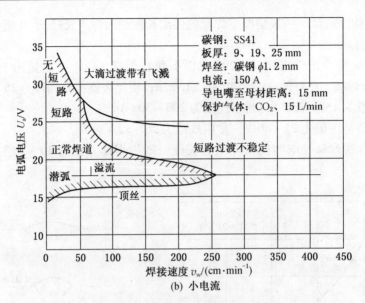

注：SS41 钢相当于我国的 Q235B

图 3 - 13　高速焊时良好焊缝的形成区间

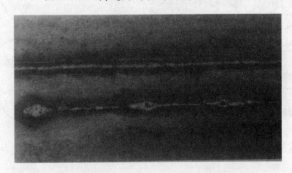

图 3 - 14　高速焊时产生的咬边与驼峰焊缝形貌

　　焊接速度：每分钟焊接的焊缝长度，单焊道时为 300 ~ 500 mm/min，个别达到 25000 mm/min（比如截齿的焊丝用的 LQ605），摆动焊接时为 120 ~ 200mm/min。

　　在施焊现场有空气流动时，将影响保护效果。通常需要采取必要的防风措施，见表 3 - 4。

表 3 - 4　防　风　措　施

风速/(m·s⁻¹)	气体流量/(L·min⁻¹)	防　风　措　施
0 ~ 1.5	25 ~ 30	不需要
1.5 ~ 4	25 ~ 30 50 ~ 60	不可能采用增加保护气体流量的措施时，使用局部挡风盒
4 ~ 8	50 ~ 60	局部挡风盒与挡风帐篷并用
>8	—	不能进行焊接

2. 非熔化极电弧焊

（1）钨极气体保护电弧焊。钨极气体保护电弧焊是一种不熔化极气体保护电弧焊，是利用钨极和工件之间的电弧使金属熔化而形成焊缝的（图3－15）。焊接过程中钨极不熔化，只起电极的作用。同时由焊炬的喷嘴送进氩气或氦气作保护。还可根据需要另外添加金属。在国际上通称为TIG焊。钨极气体保护电弧焊由于能很好地控制热输入，所以是连接薄板金属和打底焊的一种极好方法。这种方法几乎可以用于所有金属的连接，尤其适用于焊接铝、镁这些能形成难熔氧化物的金属以及钛和锆这些活泼金属。这种焊接方法的焊缝质量高，但与其他电弧焊相比，焊接速度较慢。

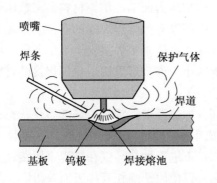
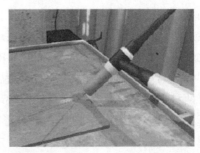

图3－15 钨极气体保护电弧焊

（2）等离子弧焊。等离子弧焊也是一种不熔化极电弧焊，它是利用电极和工件之间的压缩电弧（转发转移电弧）实现焊接的（图3－16）。所用的电极通常是钨极。产生等离子弧的等离子气可用氩气、氮气、氦气或其中二者的混合气。同时还通过喷嘴用惰性气体保护。焊接时可以外加填充金属，也可以不加填充金属。等离子弧焊焊接时，由于其电弧挺直、能量密度大，因而电弧穿透能力强。等离子弧焊焊接时产生的小孔效应，对于一

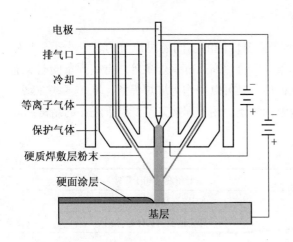
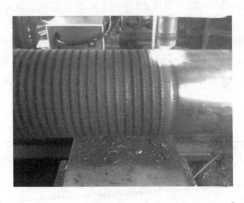

图3－16 等离子弧焊

定厚度范围内的大多数金属可以进行不开坡口对接，并能保证熔透和焊缝均匀一致。因此，等离子弧焊的生产率高、焊缝质量好。但等离子弧焊设备（包括喷嘴）比较复杂，对焊接工艺参数的控制要求较高。钨极气体保护电弧焊可焊接的绝大多数金属，均可采用等离子弧焊接。与之相比，对于1 mm以下极薄的金属的焊接，用等离子弧焊可较易进行。

（二）压焊

压焊是在加压条件下，使两工件在固态下实现原子间结合，又称固态焊接。常用的压焊工艺是电阻对焊，当电流通过两工件的连接端时，该处因电阻很大而温度上升，当加热至塑性状态时，在轴向压力作用下连接成为一体。

各种压焊方法的共同特点是在焊接过程中施加压力而不加填充材料。多数压焊方法如扩散焊、高频焊、冷压焊等都没有熔化过程，因而没有像熔焊那样的有益合金元素烧损和有害元素侵入焊缝的问题，从而简化了焊接过程，也改善了焊接安全卫生条件。同时由于加热温度比熔焊低、加热时间短，因而热影响区小。许多难以用熔化焊焊接的材料，往往可以用压焊焊成与母材同等强度的优质接头。

压焊有两种形式，一是将被焊金属接触部分加热至塑性状态或局部熔化状态，然后施加一定的压力，以使金属原子间相互结合形成牢固的焊接接头，如锻焊、接触焊、摩擦焊、气压焊等就是这种类型的压力焊方法。二是不进行加热，仅在被焊金属接触面上施加足够大的压力，借助于压力所引起的塑性变形，以使原子间相互接近而获得牢固的压挤接头，这种压力焊的方法有冷压焊、爆炸焊等。使用的工具有夹具、焊剂和焊剂容器。

（三）钎焊

钎焊是使用比工件熔点低的金属材料作钎料，将工件和钎料加热到高于钎料熔点、低于工件熔点的温度，利用液态钎料润湿工件，填充接口间隙并与工件实现原子间的相互扩散，从而实现焊接的方法。

三、焊接材料

（一）焊条

1. 焊条的分类

焊条按用途分的大类见表3-5。各大类按主要性能的不同还可以分为若干小类，如结构钢焊条又可以分为非合金钢及细晶粒钢焊条、低合金高强度钢焊条等。有些焊条同时又有多种用途，如不锈钢焊条既可以焊接不锈钢构件，又可以用作为堆焊焊条，堆焊某些在腐蚀环境中工作的零件表面，此外还可以作为低温钢焊条，用于焊接某些低温下工作的结构。

表3-5 焊条大类

序号	焊条大类	主要用途（用于焊接）
1	非合金钢及细晶粒钢焊条	碳钢和低合金钢
2	钼及铬钼耐热钢焊条	珠光体及马氏体耐热钢
3	铬不锈钢焊条	各类不锈钢
	镍及镍合金焊条	

表 3-5（续）

序号	焊 条 大 类	主要用途（用于焊接）
4	堆焊焊条	用于堆焊，以获得热硬性、耐磨性及耐蚀性的堆焊层
5	低温钢焊条	用于低温下工作的结构
6	铸铁焊条	用于焊补铸铁构件
7	镍及镍合金焊条	镍及高镍合金、异种金属和堆焊
8	铜及铜合金焊条	铜及铜合金，包括纯铜焊条和青铜焊条
9	铝及铝合金焊条	铝及铝合金
10	特殊用途焊条	水下焊接和水下切割等

在实际生产中通常根据熔渣的碱度将焊条分为两大类：酸性焊条和碱性焊条（又称低氢型焊条），即按熔渣中酸性氧化物和碱性氧化物的比例划分。当熔渣中的酸性氧化物的比例高时为酸性焊条，反之为碱性焊条。酸性焊条和碱性焊条的特点见表 3-6。按照药皮的主要成分可以确定焊条的药皮类型。低氢型以焊缝的低氢含量特征命名。有些药皮由于使用的黏结剂是钾水玻璃（或以钾为主的钾钠水玻璃）或钠水玻璃，又划分为钾型和钠型，如低氢钾型和低氢钠型，前者可用于交直流焊接电源，而后者只能使用直流电源。

表 3-6 酸性焊条和碱性焊条的特点

类 型	特 点	用 途
酸性焊条	电弧柔软，飞溅小，熔渣流动性和覆盖性好，因此，焊缝外表美观，焊波细密，成形平滑。 含有较多的氧化铁、氧化钛、氧化硅等，氧化性较强，因此在焊接过程中合金元素烧损较多，同时由于焊缝金属中氧和氢含量较多，因而熔敷金属的塑性、韧性较低。 可用交流或直流施焊	典型的酸性焊条是 E4303 等
碱性焊条	熔滴过渡为短路过渡，电弧不够稳定，熔渣的覆盖性差，焊缝形状凸起，其焊缝外观波纹粗糙，可以向上立操作。 药皮中含有很多大理石和萤石，并有较多的铁合金作为脱氧剂和合金剂，药皮具有较强的脱氧能力。 碱性焊条主要靠大理石等硅酸盐分解出二氧化碳作为保护气体，弧柱气氛中的氧分压较低，且萤石中的氟化钙在高温时与氢结合成氟化氢（HF），从而降低了焊缝中含氢量，故碱性焊条又称为低氢焊条。 由于氟的反电离作用，一般只能用于直流反接（即焊条接正极）进行焊接，只有当焊条中含有较多稳弧剂时，才可以交直流两用	典型的碱性焊条如 E5015。 碱性焊条焊接时，由于焊缝金属中氧和氢含量较少，非金属夹杂元素也少，故焊缝具有较高的塑性和冲击韧度。一般用于焊接重要结构（如承受动载荷的结构）或刚性较大的结构，以及焊接性较差的钢材。 采用甘油法测定时，每 100 mL 熔敷金属中的扩散氢含量，碱性焊条为 1~10 mL，酸性焊条为 17~50 mL

药皮中含有大量铁粉的铁粉焊条，按照相应焊条药皮主要成分，又可以分为铁粉钛型、铁粉钛铁矿型、铁粉钛钙型、铁粉氧化钛型及铁粉低氢型等，构成铁粉焊条系列。

按焊条的特殊使用性能可将焊条分为低尘低毒焊条、铁粉高效焊条、超低氢焊条、向下立焊焊条、底层焊条、耐吸潮焊条、水下焊条、重力焊条及躺焊焊条等。

2. 焊条的组成

按照国家标准《焊接用不锈钢丝》(YB/T 5092—2016)、《熔化焊用钢丝》(GB/T 14957—1994)、《焊接用钢盘条》(GB/T 3429—2015)、《焊接用不锈钢盘条》(GB 4241—2017)等选择相应牌号的钢丝作为焊芯。焊接碳钢和低金合钢时，常选用低碳钢作为焊芯，其牌号为"H08A"或"H08E"。"H"表示焊条用钢丝的汉语拼音的第一个字母；"08"表示焊芯的平均碳含量为 0.08%（质量分数）；"A"表示优质钢，E 表示特级钢，即对于硫、磷等杂质的限量更加严格。

3. 焊条药皮的功能

焊条药皮的功能见表 3－7。

表 3－7 焊条药皮的功能

项 目	焊条药皮的功能
保护作用	药皮熔化形成熔渣，在焊接冶金的过程中产生某些气体。熔渣和电弧气氛起保护熔滴、熔池和焊接区，隔离空气的作用，防止氮气等有害气体进入焊缝
冶金处理作用	由于药皮组成物质的冶金反应，去除有害杂质（例如 O、N、H、S、P 等），并保护和添加有益的合金元素，使焊缝的抗气孔性及抗裂性能良好，同时使焊缝金属满足各种性能要求
改善工艺性能	焊条药皮可使电弧容易引燃并稳定燃烧，减小飞溅，焊缝成型美观，易于脱渣以及适用于全位置施焊

（二）焊丝

1. 焊丝的分类

目前我国使用的焊条、实心焊丝、药芯及金属芯焊丝、埋弧焊丝的比例分别为 48%、30%、10%、12%。未来 20 年，我国在重点领域的机械化、自动化率将从目前的 60% 提高到 80% 以上，焊条占焊材消耗的比例从现在的 50% 降到 30%，焊丝占焊材的比例进一步提高；焊材构成比例将达到焊条 30%，实心焊材 35%，药芯及金属芯焊丝 25%，埋弧焊丝 10%；同时，发展重大装备制造需求的配套焊材及低尘、低污染绿色焊材等高端焊材制造技术。

焊丝的分类见表 3－8。

表 3－8 焊丝的分类

分类方法	种 类
按焊接方法分类	分为埋弧焊焊丝、CO_2 焊焊丝、钨极氩弧焊焊丝、熔化极氩弧焊焊丝、电渣焊焊丝以及自保护焊焊丝
按配套钢种分类	分为低碳钢焊丝、低合金钢焊丝、低合金耐热钢焊丝、不锈钢焊丝、低温钢焊丝、镍基合金焊丝、铝及铝合金焊丝、钛及钛合金焊丝等

表 3-8（续）

分类方法	种类
按焊丝的形状结构分类	分为实心焊丝和药芯焊丝，其中，药芯焊丝又可分为熔渣型、金属芯型及自保护型焊丝
按制造方法和适用的焊接方法分类	焊丝 —— 实心焊丝 { 埋弧焊丝、电渣焊丝；气保护焊丝 } ；药芯焊丝 —— 熔渣型 { 埋弧焊丝；气保护焊丝；自保护焊丝 } ，金属型 { 埋弧焊丝；气保护焊丝；自保护焊丝 }

2. 焊丝的选用

实心埋弧焊焊丝的选用原则见表 3-9，常用烧结焊剂与焊丝的组合见表 3-10，药芯焊丝的种类见表 3-11，药芯焊丝的选用要点见表 3-12。

表 3-9　实心埋弧焊焊丝的选用原则

类型	选用原则
低碳钢和低合金钢用焊丝	低锰焊丝，如 H08A，常配合高锰焊剂用于低碳钢及强度较低的低合金钢焊接。 中锰焊丝，如 H08MnA、H10MnSi，主要用于低合金钢焊接，也可以配合低锰焊剂用于低碳钢焊接。 高锰焊丝，如 H10Mn2、H08Mn2Si，用于低合金钢焊接
碳钢埋弧焊焊剂与焊丝的组合	低碳钢埋弧焊选用实心焊丝 H08A 或 H08E，匹配的焊剂为 HJ431 或 HJ434。 中性焊剂，采用 Si 代替 C、Mn，并将其含量降到规定值。使用这样的焊剂时不必采用 Si 脱氧的焊丝。 选用中锰、低锰或无锰的高硅低氟焊剂时，如 HJ330、HJ230、HJ130，则应选配含锰较高的焊丝，如可选用 H08MnA、H8Mn2、H10Mn2 等
低合金钢埋弧焊焊剂与焊丝的组合	高强度钢用焊丝通常 Mn 质量分数大于或等于 1%、Mo 质量分数为 0.3% ~ 0.8%，如 H08MnMoA、H08Mn2MoA，还可在焊丝中加入 Ni、Cr、V 及 RE 等元素，用于强度较高的低合金高强度钢焊接。 海洋工程、超高强度钢壳体及压力容器选用的焊剂，还应保证焊缝金属有相应的低温及耐蚀等特殊功能。 抗拉强度 590MPa 级的焊缝金属多采用 Mn-Mo 系焊丝，如 H08MnMoA、H08Mn2MoA、H10Mn2Mo 等，690 ~ 780MPa 级的焊缝多采用 Mn-Cr-Mo 系、Mn-Ni-Mo 系或 Mn-Ni-Cr-Mo 系焊丝。 对焊缝韧性要求较高时，可采用含 Ni 的焊丝，如 H08CrNi2MoA 等。 焊接 690MPa 级以下的钢种时，可采用熔炼焊剂和烧结焊剂，焊接 780MPa 级高强度钢时，最好采用烧结焊剂

表 3 - 10　常用烧结焊剂与焊丝的组合

组　　合	用　　途
（H08A、H08E）+（SJ401、SJ402）	SJ401 抗气孔能力强；SJ402 抗锈能力强，适用于薄板和中厚板的焊接；SJ402 更适用于薄板的高速焊接
（H08A、H08E）+（SJ301、SJ302）	焊接工艺良好，焊接时不易淌渣，适用于环缝的焊接，其中，SJ302 的脱渣性、抗吸潮性和抗裂性更好，焊剂的消耗量低
（H08A、H08E、H08MA）+（SJ501、SJ502、SJ503、SJ504）	焊接工艺良好，易脱渣，焊缝成型美观。其中 SJ501 抗气孔性能强，主要用于多丝快速焊，特别适合双面单道焊；SJ502、SJ504 适合压力容器的快速焊；SJ503 抗气孔能力更强，焊缝金属低温韧性好，适用于中厚板的焊接

表 3 - 11　药芯焊丝的种类

分类方法	种　类	特　色
是否有缝	有缝焊丝和无缝焊丝	无缝焊丝可以镀铜，性能好、成本低，是今后发展的方向
是否用保护气体	气体保护焊丝和自保护焊丝	保护气体有 CO_2 和 $Ar + CO_2$ 两种，前者用于普通结构，后者用于重要结构。自保护药芯焊丝可在四级风下施焊，不需要保护气体，适用于野外或高空作业。自保护焊丝主要用于低碳钢焊接结构，不宜用于焊接高强度等重要结构。自保护焊丝施焊时烟尘较大，在狭窄空间作业时要注意加强通风换气
有无造渣剂	药粉型（有造渣剂）焊丝和金属粉型（无造渣剂）焊丝	金属粉型焊丝的焊接工艺性能类似于实心焊丝，其熔敷金属效率优于药粉型焊丝。粉芯中大部分是金属粉（铁粉、脱氧剂等），还加入了特殊的稳弧剂，可保证焊接时造渣少、效率高、飞溅小、电弧稳定，而且焊缝扩散氢含量低，抗裂性能得到改善。金属粉型焊丝广泛用于高强度钢、耐热钢、不锈钢的气体保护、自保护、埋弧焊接、堆焊等
渣的碱度	钛型（酸性渣）、钙钛型（中性或弱碱性渣）和钙型（碱性渣）焊丝	钛型渣系药芯焊丝的焊道成形美观，全位置焊接时工艺性能好、电弧稳定、飞溅小，但焊缝金属的韧性和抗裂性能较差。与此相反，钙型渣系药芯焊丝达到焊缝韧性和抗裂性能优良，但焊道成形和焊接工艺性能稍差。钛钙型介于上述二者之间
断面形状	小直径（≤2 mm）药芯焊丝一般采用 O 形断面，大直径（≥2.4 mm）多采用 E 形、T 形等折叠形复杂断面	越复杂、越对称，电弧越稳定，药芯的冶金反应和保护作用越充分。但是随着焊丝直径的减小，这种差别逐渐缩小，当焊丝直径小于 2 mm 时，断面形状的影响已不明显了

表 3 - 12　药芯焊丝的选用要点

焊　　丝	选 用 要 点
低碳钢及高强度钢用药芯焊丝	这类焊丝大多数为钛型渣系，焊接工艺好、焊接生产率高，主要用于造船、桥梁、建筑、车辆制造等。抗拉强度 490MPa 级和 590MPa 级的药芯焊丝已普遍使用
不锈钢用药芯焊丝	除铬镍系不锈钢药芯焊丝外，还有铬系不锈钢药芯焊丝。保护气体多数为 CO_2，也可以采用 $Ar + （20\% \sim 50\%）CO_2$ 混合气体
耐磨堆焊用药芯焊丝	药芯焊丝堆焊耐磨表面，已得到广泛应用。合金元素加入药芯中，制造方便

（三）焊剂

国产焊剂已有 50 余种。焊剂的分类方法也很多，可按制造方法、焊剂化学成分、酸碱性及焊剂的颗粒结构来分类。焊剂分类如图 3 - 17 所示，焊剂分类与焊剂特征见表 3 - 13。

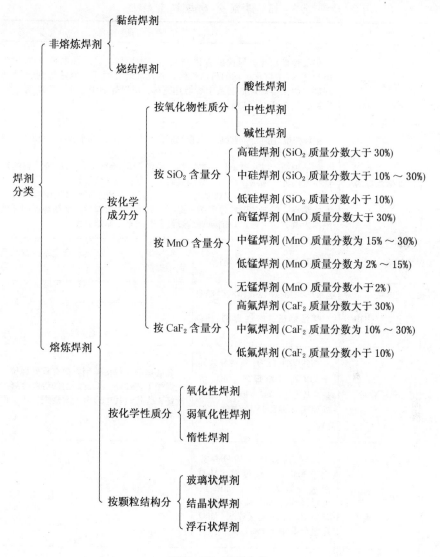

图 3 – 17 焊剂分类

四、焊接作业产生的职业病危害因素

在焊接作业过程中，在高温燃烧情况下会产生大量的焊接烟尘（包括金属烟雾、电焊尘和有毒气体），其中有毒的气态物质有 CO、臭氧、氮氧化物及金属氧化物以烟尘形式存在于空气中的铜、铝、锌等；根据焊丝材质的不同，会产生有铁的氧化物、氧化铝、氧化锰等有害物质，致癌物质有镍的氧化物、铬的氧化物。由于焊接过程产生大量热量，其中颗粒状态物质以微小的固体颗粒弥散整个焊接车间并积聚悬浮在车间上部某一高度空间，导致焊接车间电焊烟尘浓度危害严重，对工人的身体健康和生产效率带来极大的影响。电焊烟尘以及焊接过程产生的 CO、NO_2、臭氧及其相关金属氧化物属于《职业病危害因素分类目录》（国卫疾控发〔2015〕92 号）所列职业病危害因素。

表 3-13 焊剂分类与焊剂特征

分类方法	种类	特征	
按焊剂制造方法	熔炼焊剂	将各种矿物性原料按配方比例混合配成炉料，然后在电炉或火焰炉中加热到1300 ℃以上熔化，均匀后出炉经过水冷粒化、烘干、筛选得到的焊剂称为熔炼焊剂。由于熔炼焊剂制造中要熔化原料，所以焊剂中不能加碳酸盐、脱氧剂和合金剂，制造高碱度焊剂也很困难	
	非熔炼焊剂	把各种粉料按配方混合后加入黏结剂，制成一定粒度的小颗粒，经烘烤或烤结后得到的焊剂，称为非熔炼焊剂。 黏结焊剂：以水玻璃作为黏结剂，经过 350～500 ℃ 低温烘焙得到的焊剂。由于烧结温度低，黏结焊剂具有吸潮倾向大、颗粒强度低等缺点。 烧结焊剂：在 700～1000 ℃ 烧结，烧结后粉碎成一定尺寸的颗粒即可使用。经高温烧结后，焊剂的颗粒强度明显提高，吸潮性大大降低。烧结焊剂的碱度可在较大范围内调节，可通过焊剂向焊缝过渡合金元素，制造方便	
按焊剂用途	钢和有色金属用焊剂	钢用焊剂可分为碳钢、合金结构钢及高合金结构钢用焊剂	
按焊接工艺方法	埋弧焊、电渣焊焊剂和堆焊焊剂		
按焊剂化学成分	主要氧化物性质	酸性焊机、中性焊剂、碱性焊剂	
	SiO$_2$ 含量	高硅焊剂（SiO$_2$ 质量分数大于30%）、中硅焊剂（SiO$_2$ 质量分数大于10%～30%）和低硅焊剂（SiO$_2$ 质量分数小于10%）	高硅焊剂在焊接碳钢方面有重要地位，具有良好的焊接工艺性能。低硅焊剂的焊缝金属的低温韧性较好，焊接过程中合金元素烧损较少，而且具有良好的脱渣性
	MnO 含量	高锰焊剂（MnO 质量分数大于30%）、中锰焊剂（MnO 质量分数为 15%～30%）、低锰焊剂（MnO 质量分数为2%～15%）和无锰焊剂（MnO 质量分数小于2%）	
	CaF$_2$ 含量	高氟焊剂（CaF$_2$ 质量分数大于30%）、中氟焊剂（CaF$_2$ 质量分数为 10%～30%）和低氟焊剂（CaF$_2$ 质量分数小于10%）	
	SiO$_2$、MnO 和 CaF$_2$ 含量组合	高锰高硅低氟焊剂、无锰无硅高氟焊剂、中锰中硅中氟焊剂	高锰高硅低氟焊剂属于酸性焊剂，焊接工艺良好，适合交直流电源，主要用于焊接低碳钢及对韧度要求不高的低合金钢，焊缝韧度特别是低温韧度较低，不适合焊接重要结构。 无锰无硅高氟焊剂则属于碱性焊剂，焊接工艺性能较差，只适合于直流电源，焊缝韧性高，焊剂氧化性小，可焊接不锈钢、高合金钢。 中锰中硅中氟焊剂多属于中性焊剂，焊接工艺性能和焊缝均可，多用于低合金钢焊接结构

表 3 - 13 (续)

分类方法	种 类	特 征
按焊剂化学性质	氧化性焊剂	有两种类型的氧化性焊剂,一种是含有大量的 SiO_2、MnO 的焊剂,另一种是含有 FeO 较多的焊剂
	弱氧化性焊剂	SiO_2、MnO、FeO 等活性氧化物较少,焊剂对焊缝金属有较弱的氧化作用,焊缝金属氧含量较低
	惰性焊剂	焊剂中基本上不含活性氧化物,焊剂对焊缝金属基本上没有氧化作用,焊剂是由 Al_2O_3、CaO、MgO 及 CaF_2 等组成
按颗粒结构	玻璃状焊剂	焊剂呈透明状颗粒,结构比较致密,其堆密度为 $1.1 \sim 1.8\,g/cm^3$
	结晶状焊剂	颗粒具有结晶体的特点,结构比较致密,其堆密度为 $1.1 \sim 1.8\,g/cm^3$
	浮石状焊剂	泡沫状颗粒,结构比较疏松,其堆密度为 $0.7 \sim 1.0\,g/cm^3$
按熔渣碱性	酸性焊剂 ($B < 1.0$)	工艺性能良好,焊缝成型美观,焊缝金属氧含量高,冲击韧度较低
	碱性焊剂 ($B > 1.5$)	熔敷金属含氧量低,可以获得较高的焊缝冲击韧度,抗裂性能好,但焊接工艺差。随碱度的提高,焊缝形状变得窄而高,并容易产生咬边、夹渣等缺陷
	中性焊剂 ($B = 1.0 \sim 1.5$)	焊剂熔敷金属的化学成分与焊丝的化学成分相近,焊缝含氧量较低
按化学活度系数	高活度、中活度、低活度、惰性焊剂	焊剂的活度反映焊剂所有成分的综合氧化性能。当 $A_\phi \geqslant 0.6$ 时属高活度焊剂,$A_\phi = 0.3 \sim 0.6$ 时为中活度焊剂,$A_\phi = 0.1 \sim 0.3$ 时为低活度焊剂,$A_\phi < 0.1$ 时为惰性焊剂

(一)电焊烟尘

电焊烟尘是电焊的主要危害因素,焊接烟尘的发生机理是过热—蒸发—氧化—冷凝的过程。在焊接过程中,液态金属和非金属物质蒸发的高温蒸气,被迅速氧化和冷凝生成的烟尘粒子称为一次粒子,一次粒子基本形态呈球状。一次粒子随着温度的降低,迅速有几十个或几百个聚合在一起形成所谓的二次粒子,然后按一定的方式扩散出去。当采用碱性焊条时,还会产生有毒气体(氟化氢)。氩弧焊、等离子弧焊产生的有毒气体主要是臭氧、氮氧化物。CO_2 气体保护焊产生的有毒气体主要是 CO。

(二)臭氧

空气中的氧在焊接电弧辐射短波紫外线的激发下,大量地被破坏,生成臭氧。臭氧是一种刺激性有毒气体,呈淡蓝色。《工作场所有害因素职业接触限值 第 1 部分:化学有害因素》(GBZ 2.1—2010)规定臭氧最高允许浓度(MAC)为 $0.3\,mg/m^3$。臭氧对人体的危害主要是对呼吸道及肺有强烈刺激作用。臭氧浓度超过一定限度时,往往引起咳嗽、胸闷、食欲不振、疲劳无力、头晕、全身疼痛等。严重时,特别是在密闭容器内焊接而又通风不良时,可引起支气管炎和肺水肿等。

(三)氮氧化物

氩弧焊和等离子弧焊主要毒物是由于焊接电弧的高温作用,引起空气中氮、氧分子离解、重新结合而形成的。明弧焊中常见的氮氧化物为 NO_2。氮氧化物也是属于具有刺激性的有毒气体。NO_2 是红褐色气体，《工作场所有害因素职业接触限值　第 1 部分：化学有害因素》(GBZ 2.1—2010) 规定氮氧化物（换算为 NO_2）的时间加权平均容许浓度(PC - TWA) 为 5 mg/m³，短时间容许接触浓度（PC - STEL）为 10 mg/m³。氮氧化物对人体的危害，主要是对肺有刺激作用。高浓度的 NO_2 吸入到肺泡后，逐渐与水作用形成硝酸与亚硝酸，对肺组织产生强烈刺激及腐蚀作用，能引起上呼吸道黏膜发炎、慢性支气管炎等。

（四）CO

各种明弧焊都产生 CO 有害气体，但其中以 CO 保护焊产生的 CO 浓度最高，主要来源是由于 CO_2 在电弧高温作用下发生分解而形成：$CO_2 \leftrightharpoons CO + [O]$。

CO 是一种窒息性气体。《工作场所有害因素职业接触限值　第 1 部分：化学有害因素》(GBZ 2.1—2010) 规定 CO 非高原地区的时间加权平均容许浓度（PC - TWA）为 20 mg/m³，短时间容许接触浓度（PC - STEL）为 30 mg/m³。CO 对人体的毒性作用是使氧在体内的运输或组织利用氧的功能发生障碍，造成缺氧，表现出缺氧的一系列症状和体征。根据对部分 CO_2 气体保护焊工血液中的碳氧血红蛋白的现场检验测定结果，发现焊工血液中的碳氧血红蛋白浓度普遍高于正常水平；但采取了通风措施后，焊工血液中的碳氧血红蛋白浓度显著下降。

（五）HF

HF（氟化氢）主要产生于焊条电弧焊。在低氢型焊条的药皮里通常都含有萤石（CaF_2）和石英（SiO_2），在电弧高温作用下形成 HF 气体。

HF 是属于具有刺激性的有毒气体。《工作场所有害因素职业接触限值　第 1 部分：化学有害因素》(GBZ 2.1—2010) 规定 HF（按 F 计）的最高容许浓度（MAC）为 2 mg/m³。吸入较高浓度的 F 及 HF 气体或蒸气，可立即产生眼鼻和呼吸道黏膜的刺激症状，引起鼻腔和咽喉黏膜充血、干燥、鼻腔溃疡等，严重时可发生支气管炎、肺炎等。

第二节　电焊烟尘及其危害

一、电焊烟尘等对人体健康的影响

在通风不良的条件下，长期接触电焊烟尘，有可能造成以下职业危害。

（一）焊工尘肺

焊工尘肺是指由于长期吸入超过规定浓度的电焊烟尘引起肺组织弥漫性纤维化的疾病。电焊烟尘为 G2B 可疑人类致癌物，长期吸入电焊烟尘会导致《职业病分类和目录》（国卫疾控发〔2013〕48 号）所列的电焊工尘肺。长期吸入电焊烟尘后能引起头晕、头疼、咳嗽、胸闷气短等，会造成肺组织纤维性病变，即电焊工尘肺，且常伴随锰中毒、氟中毒和金属烟热等并发症。目前认为电焊工尘肺是由于长期吸入超过允许浓度的以氧化铁为主，并有无定型二氧化硅、硅酸盐、锰、铁、铬以及臭氧、氮氧化物等的混合烟尘和有毒气体，并在肺组织中长期作用所致的混合性尘肺。

电焊工尘肺属于《职业病分类和目录》（国卫疾控发〔2013〕48号）所列的法定职业病，焊工尘肺的发病一般比较缓慢，多在接触焊接烟尘后10年，有的长达15~20年以上。其主要表现为呼吸系统症状，有气短、咳嗽、咯痰、胸闷和胸痛。发病早期症状较少且轻微，其X射线胸片已有改变而无自觉症状。随病程进展，尤其出现肺部感染或并发肺气肿时，症状才较明显，最常见症状为咳嗽、咯痰、胸痛、胸闷及气短等。单纯电焊工尘肺多无明显体征，严重肺气肿可出现桶状胸。肺功能检查早期不明显，随病程的进展可出现通气功能和换气功能的损害。

（二）焊工锰中毒

长期吸入含超过允许浓度的锰及其化合物的电焊烟尘，则可能造成锰中毒。锰的化合物和锰尘可通过呼吸道和消化道侵入机体，主要经呼吸道进入体内。

焊工锰中毒早期表现为疲劳乏力，时常头痛头晕，失眠、记忆力减退，以及植物神经功能紊乱，如舌、眼睑和手指的细微震颤等。中毒进一步发展时，神经精神症状均更明显。而且转弯、跨越、下蹲等都较困难，走路时表现左右摇摆或前冲后倒，书写时震颤不清等。

（三）焊工金属热

焊接金属烟尘中直径在$0.05~0.5\ \mu m$的氧化铁、氧化锰微粒和氟化物等，容易通过上呼吸道进入末梢细支气管和肺泡，再进入体内，引起焊工金属热反应。其主要症状是工作后发烧、寒战、口内有金属味、恶心、食欲不振、乏力等。

二、电焊烟尘结构特性与粒径分布

（一）电焊烟尘微观结构与元素构成

利用SU3500扫描电镜直接观察收集电焊烟尘的微观形貌与截面微观形貌（利用IM4000加工截面），并分析电焊烟尘组成元素进行分析（EDS能谱）。

样品制备方法：准备好样品台，在样品台上粘贴上小块导电胶带，使用棉签蘸取少量电焊烟尘样品，轻轻抖落少许在导电胶上，然后用洗耳球用力吹落未粘牢的粉尘。

分析方法：首先观测电焊烟尘及其切面的微观形貌，再对其元素成分进行分析。

利用SU3500扫描电镜观测不同放大倍数下电焊烟尘形貌，结果如图3-18所示。

由图3-18可知，电焊烟尘主要由一些大颗粒的球形物质和细颗粒团状凝聚物构成。在放大5000倍的微观状态下，对电焊烟尘的颗粒物大小进行测试，测试结果如图3-19所示。

由图3-19可知，电焊烟尘主要由$3.46~3.48\ \mu m$的球体颗粒物，以及$2.33\ \mu m$的球体颗粒物和一些凝聚在一起的混合物构成。不同放大倍数下电焊烟尘截面微观形貌如图3-20所示。

由图3-20可知，电焊烟尘主要由$3.48~3.46\ \mu m$的球体颗粒物，以及$2.33\ \mu m$的球体颗粒物和一些凝聚在一起的混合物构成，与图3-18的研究结果基本一致。

利用能谱仪对电焊烟尘微观颗粒物的表面和截面内核的元素组成进行分析。放大4000倍的情况下电焊烟尘形貌如图3-21所示，选取图3-21中典型1019、1020、1021物质进行成分分析，分析结果如图3-22至图3-24所示。

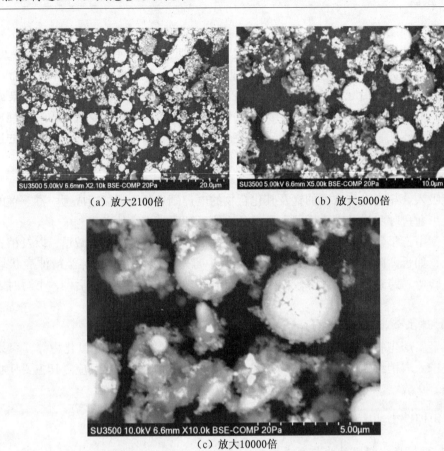

（a）放大2100倍　　　　　　　　　（b）放大5000倍

（c）放大10000倍

图3－18　不同放大倍数下电焊烟尘形貌

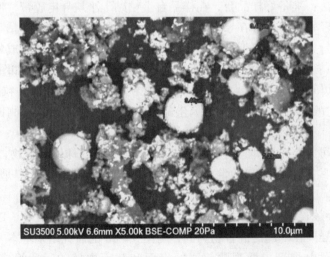

图3－19　放大5000倍后电焊烟尘形貌及大小

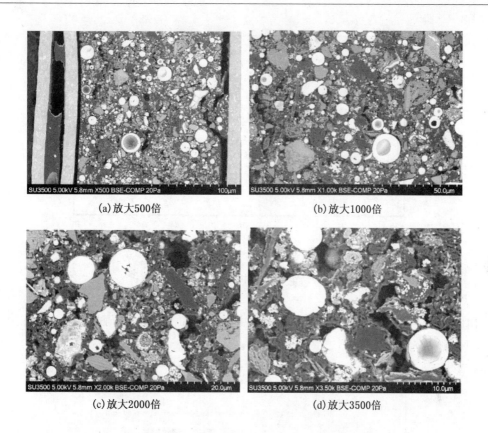

(a)放大500倍　　　　　　　　　(b)放大1000倍

(c)放大2000倍　　　　　　　　　(d)放大3500倍

图3-20　不同放大倍数下电焊烟尘截面微观形貌

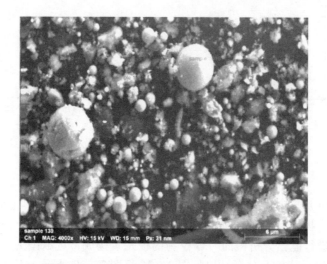

图3-21　放大4000倍的情况下电焊烟尘形貌及成分分析取样

由图3-22可知，电焊烟尘中1019物质中主要含有铁和氧元素，归一化原子数之比为49.56/50.44≈1，即电焊烟尘中1019为氧化亚铁（FeO）。

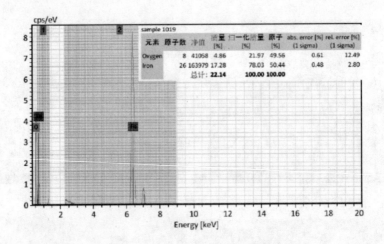

图 3-22　电焊烟尘中 1019 物质的元素分析

由图 3-23 可知，电焊烟尘中 1020 物质主要含有氧、铁、铝、硅元素，应为铁铝氧化物。

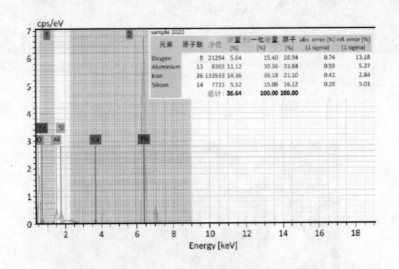

图 3-23　电焊烟尘中 1020 物质的元素分析

由图 3-24 可知，电焊烟尘中 1021 物质主要含有氧、铝、硅、锰等元素，应为铝、硅、铁、锰等氧化物的混合物。为进一步研究电焊烟尘中成分构成，利用 IM4000 加工电焊烟尘截面，并进行能谱分析截面时颗粒物内核元素构成，选取图 3-25 中 1025、1026、1027、1028 样品进行分析，分析结果如图 3-26 至图 3-29 所示。

由图 3-26 可知，电焊烟尘中 1025 物质中主要含有铁和氧元素，即电焊烟尘中 1025 为铁的氧化物。

由图 3-27 可知，电焊烟尘中 1026 物质中主要含有铁和氧元素，即电焊烟尘中 1026 为铁的氧化物。

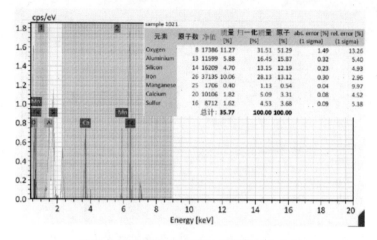

图 3 -24　电焊烟尘中 1021 物质的元素分析

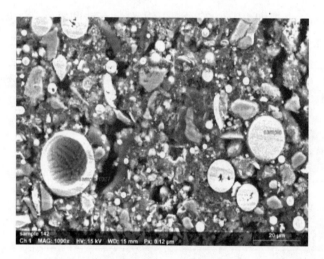

图 3 -25　放大 1000 倍的情况下电焊烟尘截面形貌及成分分析取样

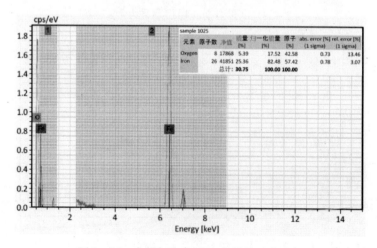

图 3 -26　电焊烟尘中 1025 物质的元素分析

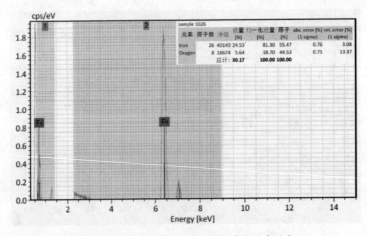

图 3 - 27　电焊烟尘中 1026 物质的元素分析

由图 3 - 28 可知，电焊烟尘中 1027 物质中主要含有铁和氧元素，即电焊烟尘中 1027 为铁的氧化物。

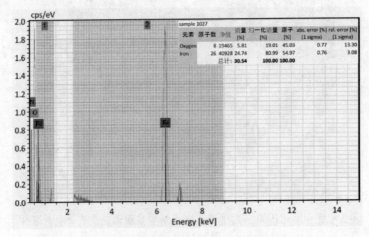

图 3 - 28　电焊烟尘中 1027 物质的元素分析

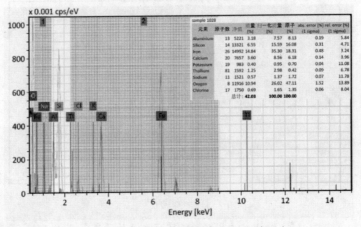

图 3 - 29　电焊烟尘中 1028 物质的元素分析

由图 3-29 可知，电焊烟尘中 1028 物质中主要含有铝、硅、铁、氧等，即电焊烟尘中 1028 为铝、铁等氧化物的混合物。

电焊烟尘截面元素分布如图 3-30 所示。

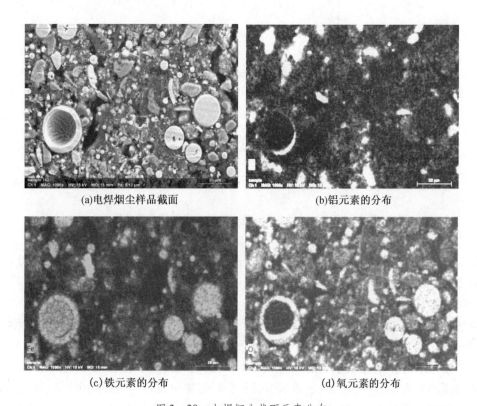

(a)电焊烟尘样品截面　　　　　　　(b)铝元素的分布

(c)铁元素的分布　　　　　　　(d)氧元素的分布

图 3-30　电焊烟尘截面元素分布

由图 3-30 可知，电焊烟尘中以铁的氧化物和铝的氧化物为主，且铁的氧化物粒径最大，成球形分布；铝的氧化物为不规则形状分布，当量直径小于铁的氧化物。

综合分析可知：

（1）由图 3-22、图 3-23、图 3-26、图 3-27 和图 3-28 可知，电焊烟尘中大颗粒粉尘为直径 3.48~3.46 μm 铁的氧化物，以及 2.33 μm 的球体颗粒物仍然为铁的氧化物。

（2）由图 3-21、图 3-24、图 3-25、图 3-29 可知，电焊烟尘中其他颗粒物以铝、铁、锰等氧化物的混合凝聚物为主。

（3）由图 3-21 和图 3-25 可知，电焊烟尘中铁的氧化物所占体积分数较多，其次为以铝、铁、锰等氧化物的混合凝聚物为主。

（二）空气中电焊烟尘的粒径分布

以二氧化碳气体保护焊焊接工艺为研究对象，采用美国 TSI 粒径谱仪对某造船厂焊接车间电焊烟尘进行采样分析，电焊烟尘不同范围粒径所占粒子总数情况如图 3-31 所示。

由图 3-31 可知，烟尘粒径基本呈偏态分布，测得的大部分电焊烟尘处在 0.1~1 μm 的范围内，其中 0.1~0.3 μm 的尘粒占粒子总数的 68% 以上，0.1 μm 以下的尘粒占粒子

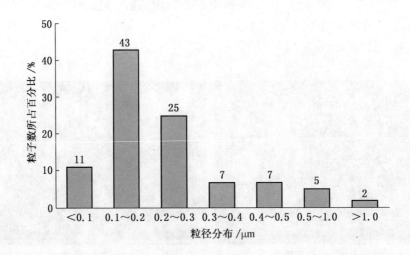

图 3 - 31　电焊烟尘不同范围粒径所占粒子总数情况

总数的 11% 以上，0. 3 μm 以上的尘粒占粒子总数的 21% 以上。因此，就粒子数而言，0. 1~0. 3 μm 的尘粒是防护的重点。

（三）小结

可进入肺泡的粉尘粒子，其空气动力学直径均在 7. 07 μm 以下，空气动力学直径 5 μm 粉尘粒子的采样效率为 50% 的呼吸性粉尘对人的健康危害最大。从空气中电焊烟尘粒径分析结果来看，电焊烟尘中的颗粒物 99% 以上均为呼尘，由此可知电焊烟尘对劳动者职业健康的损失比较严重。由电焊烟尘粒径分析结果可发现，电焊烟尘粒径可以划分为体积分数较高的直径 2 μm 以上颗粒物、粒子数所占比例较高的直径 0. 1~1 μm 的颗粒物。由上述结果可知，空气中直径 0. 1~1 μm 的电焊烟尘粒子数在 68% 以上，而直径 2 μm 以上颗粒物虽然粒子数所占比例仅为 1% 左右，由于颗粒较大，直径 2 μm 以上颗粒物所占电焊烟尘的体积分数约在 20%。因此，直径 0. 1~1 μm 的颗粒物、直径 2 μm 以上颗粒物均为电焊烟尘颗粒物防护的重点。

三、电焊烟尘的检测方法与职业接触限值

（一）电焊烟尘的检测方法

电焊烟尘是粉尘类职业病危害因素。粉尘的检测方法可参见《工作场所空气中粉尘测定　第 1 部分：总粉尘浓度》（GBZ/T 192. 1—2007）、《工作场所空气中粉尘测定　第 2 部分：呼吸性粉尘浓度》（GBZ/T 192. 2—2007）、《工作场所空气中粉尘测定　第 3 部分：粉尘分散度》（GBZ/T 192. 3—2007）、《工作场所空气中粉尘测定　第 4 部分：游离二氧化硅含量》（GBZ/T 192. 4—2007）。

（二）电焊烟尘的职业接触限值

《工作场所有害因素职业接触限值　第 1 部分：化学有害因素》（GBZ 2. 1—2010）规定，电焊烟尘的 PC - TWA 为 4 mg/m³，在符合 PC - TWA 的前提下，粉尘的超限倍数是

PC – TWA 的 2 倍。电焊烟尘为 G2B 可疑人类致癌物，对于标有致癌性标识的化学物质，应采取技术措施与个人防护，减少接触机会，尽可能保持最低接触水平。

四、电焊烟尘的职业健康监护

《职业健康监护技术规范》(GBZ 188—2014) 规定，电焊烟尘的职业健康体检按"其他致尘肺病的无机粉尘"进行体检。具体要求如下。

（一）上岗前职业健康检查

1. 目标疾病

（1）职业禁忌证：活动性肺结核病、慢性阻塞性肺病、慢性间质性肺病、伴肺功能损害的疾病。

2. 检查内容

（1）症状询问：重点询问呼吸系统、心血管系统疾病史、吸烟史及咳嗽、咳痰、喘息、胸痛、呼吸困难、气短等症状。

（2）体格检查：内科常规检查，重点检查呼吸系统、心血管系统。

（3）实验室和其他检查：必检项目为血常规、尿常规、血清 ALT、心电图、后前位 X 射线高千伏胸片、肺功能。

（二）在岗期间职业健康检查

1. 目标疾病

（1）职业病：电焊工尘肺 （见 GBZ 70）。

（2）职业禁忌证：同上岗前职业禁忌证。

2. 检查内容

（1）症状询问：重点询问咳嗽、咳痰、胸痛、呼吸困难，也可有喘息、咯血等症状。

（2）体格检查：内科常规检查，重点是呼吸系统、心血管系统。

（3）实验室和其他检查：必检项目为后前位 X 射线高千伏胸片、心电图、肺功能，选检项目为血常规、尿常规、血清 ALT。

3. 健康检查周期

（1）生产性粉尘作业分级 I 级，4 年 1 次；生产性粉尘作业分级 II 级及以上，2～3 年 1 次。

（2）X 射线胸片表现为观察对象者每年 1 次，连续观察 5 年，若 5 年内不能确诊为尘肺患者，按上条执行。

（3）尘肺患者每 1～2 年进行 1 次医学检查，或根据病情随时检查。

（三）离岗时职业健康检查

1. 目标疾病

职业病：同在岗期间职业病。

2. 检查内容

同在岗期间检查内容。

（四）离岗后健康检查（推荐性）

1. 检查对象

接触粉尘5年以上的粉尘作业人员。

2. 目标疾病

炭黑尘肺、石墨尘肺、滑石尘肺、云母尘肺、水泥尘肺、铸工尘肺、陶工尘肺、铝尘肺、电焊工尘肺。

3. 检查内容

(1) 症状询问：重点询问咳嗽、咳痰、胸痛、呼吸困难、喘息、咯血等症状。

(2) 体格检查：内科常规检查，重点检查呼吸系统、心血管系统。

(3) 实验室和其他检查：必检项目为后前位X射线高千伏胸片或数字化摄影胸片（DR胸片）。

4. 检查时间

接触粉尘工龄在20年（含20年）以下者，随访10年，接触粉尘工龄超过20年者，随访15年，随访周期原则为每5年1次；若接尘工龄在5年（含5年）以下者，且接尘浓度符合国家卫生标准可以不随访。

五、船舶制造业电焊烟尘危害情况

电焊作业属造船工业中的一种主要工种，船体建造就是加工制作船体构件，再将它们组装焊接成中间产品，通常由部件装焊、分段装焊、总段装焊及船舶总装4个工段组成。船舶制造中电焊工人主要接触的职业病危害因素为电焊烟尘、锰及其化合物，长期吸入可引起肺组织的广泛纤维化，也可引起慢性锰中毒。

船舶制造是典型的劳动密集型产业，电焊作业量大，作业人员众多，涉及有限空间及密闭空间作业，危险作业多，工作现场较杂乱，相互影响严重，职业危害程度高，作业环境相对恶劣，造船用人单位电焊工尘肺病多发。焊接作业会产生电焊烟尘，特别是船舱等密闭舱室内的电焊烟尘危害较严重，黄云彪等的调查发现，总装工段的电焊烟尘浓度最高，且超标率为100%，可能与其作业环境为受限空间有关，总装工段是造船行业电焊烟尘危害最严重的工段。高美伶等对舟山的6家船舶制造用人单位调查发现，电焊工在职业健康体检中主诉胸痛比例高于对照组；电焊工X线胸片检查结果显示，肺纹理紊乱增粗率高于对照组。主要原因是电焊工人长期在相对狭小的空间工作，局部通风条件相对较差，作业时间较长，局部电焊烟尘、锰及其化合物超过了国家职业接触限值，造成工人通气功能和小气道功能均受到不同程度的损伤，尤以小气道损伤为重。

第三节　电焊烟尘防护技术

一、概述

电焊烟尘与有毒气体的防护主要包括以下方法：

(1) 由于电焊产生的危害大多与焊条药皮的成分有关，所以通过改进焊条材料，选择无毒或低毒的电焊条，是降低电焊烟尘危害的措施之一。如采用各种低尘低毒焊条，用铈钨棒代替钍钨棒可以基本上消除放射性污染等。

（2）合理设计焊接容器结构，减少容器内部焊缝以至容器内部完全不用焊缝，尽可能采用单面焊双面成型的新工艺。这样，可以减少或避免在容器内施焊的机会，使操作者减轻受危害的程度。

（3）提高焊接技术，同时实现焊接操作的机械化、自动化，使人与焊接环境相隔离，能降低甚至消除电焊作业对人体的危害。

（4）采取通风等工程防护措施。通风技术措施是消除焊接尘毒的危害和改善劳动条件的有力措施，其中局部排气是目前所有各种类型通风措施中使用效果最好、方便灵活、设备费用较少的有效措施，在焊接作业中得到广泛的应用。

（5）加强个体防护，如使用通风头盔或面罩、护耳器、整体式工作服、口罩或通风口罩等。

（6）通过轮岗等作业方式缩短焊接作业时间，降低劳动者的职业病危害因素接触水平。

（7）通过职业健康监护手段，做到早发现、早隔离、早治疗，减少焊工尘肺的发生。

二、通风技术

（一）局部通风

1. 局部通风系统作用与分类

局部通风是利用局部气流，使局部工作地点不受有害物质的污染，建立良好的空气环境，即通过局部通风系统直接排除有害物质源附近的有害物质。其优点是排风量小、控制效果好，所需的资金比全面通风小。凡是散发有害物质的作业场所，结合生产工艺，应优先考虑。

局部通风可分为局部送风和局部排风两大类，如图 3 – 32 所示。

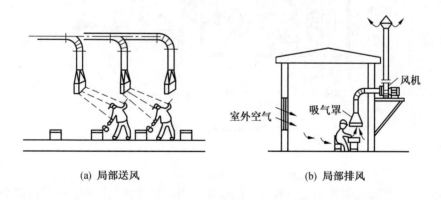

(a) 局部送风   (b) 局部排风

图 3 – 32 局部通风

1）局部送风

局部送风是把清洁、新鲜空气送至局部工作地点，使局部工作环境质量达到标准规定的要求，主要用于室内有害物质浓度很难达到标准规定的要求、工作地点固定且所占空间很小的工作场所，新鲜空气往往直接送到呼吸带，以防止作业人员中毒、缺氧。此外，局部送风还可用于高温车间的局部降温。

局部送风常适用于高温车间内只有少数局部作业地点需要通风降温场所。局部送风系统分为系统式和分散式两种。系统式局部通风是将空气集中处理（净化、冷却等）后，通过送风管道和送风口，分别送至局部作业区。分散式局部送风一般使用轴流通风机或喷雾通风机向局部作业区吹风，从而使局部作业场所的热量散发较快。在船舱内部焊接或有限空间焊接时，目前多采用通过软管送新风的方式，稀释电焊烟尘的浓度。

2）局部排风

局部排风是在产生有害物质的地点设置局部排风罩，利用局部排风气流捕集有害物质并排至室外，使有害物质不致扩散到作业人员的工作地点，是排除有害物质最有效的方法，也是目前工业生产中控制有害物扩散、消除有害物危害最有效的一种方法。局部排风时一般应使清洁、新鲜空气先经过工作地带，再流向有害物质产生部位，最后通过排风口排出，含有害物质的气流不应通过作业人员的呼吸带。局部排风的作用是在有害物质产生源处将其就地带走或控制在一定范围内，以保证工作地点的卫生条件。局部排风系统广泛应用于车间防尘、防毒、防暑降温等。

局部排风系统一般由排风罩、通风管道、风机和净化装置4部分构成，如图3-33所示。

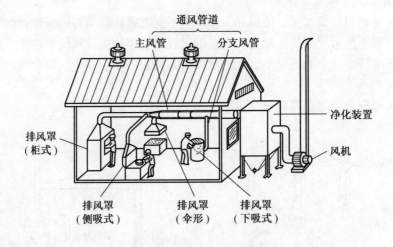

图3-33 局部排风系统构成

2. 排风罩

排风罩是局部通风系统的重要装置，用来捕集粉尘和有害气体等，或将新鲜空气或经净化后符合卫生要求的空气送至局部作业地点。其性能的好坏直接影响到系统的技术经济指标。

排风罩是局部排风系统设置符合性的重要因素之一，按照工作原理的不同，排风罩可分为密闭罩、柜式排风罩、外部排风罩（包括上吸式、侧吸式、下吸式及槽边排风罩等）、接受式排风罩、吹吸式排风罩和大门空气幕等几种基本类型，如图3-34所示。

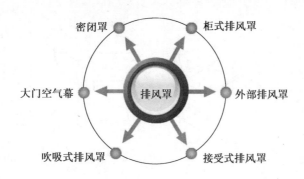

图 3 - 34　局部送风罩的基本类型

1）密闭罩

密闭罩是将粉尘和有害物源全部或大部分围挡起来的排风罩，密闭罩把有害物源全部密闭在罩内，在罩上设有工作孔，从罩外吸入空气，罩内污染空气由上部排风口排出。密闭罩特点是排风量小，控制有害物质的效果好，不受环境气流影响，但影响操作。密闭置主要用于有害物危害较大、控制要求高的场合，在设计局部排风系统时，应首先采用。密闭罩的缺点是影响设备检修，看不到罩内的工作状况。

按照密闭罩和工艺设备的配置关系，密闭罩可分为局部密闭罩、整体密闭罩和大容积密闭罩 3 类。常见密闭罩如图 3 - 35 所示。

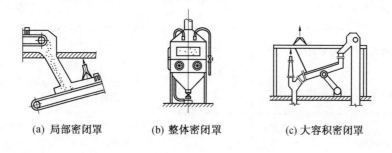

(a) 局部密闭罩　　　(b) 整体密闭罩　　　(c) 大容积密闭罩

图 3 - 35　常见密闭罩

2）柜式排风罩（通风柜）

柜式排风罩的工作原理与密闭罩类似，产生有害物的工艺操作完全在罩内进行。柜式排风罩是有一面敞开的工作面，其他面均密闭。柜式排风罩上一般设有可开闭的操作孔和观察孔。敞开面上保持一定的吸风速度（或控制风速），以保证柜内有害物质不逸出。柜式排风罩主要用于化学实验室操作台等处污染的通风。常见柜式排风罩如图 3 - 36 所示。

3）外部排风罩

有时由于工艺条件的限制，生产设备无法进行密闭，只能把局部排风罩设置在有害物附近，依靠罩口外吸气气流的运动，把有害物全部吸入罩内，这类局部排风罩统称为外部

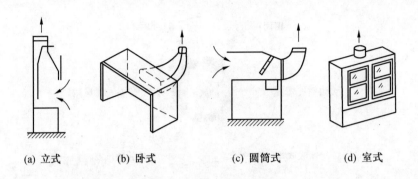

(a) 立式　　　　(b) 卧式　　　　(c) 圆筒式　　　　(d) 室式

图 3-36　常见柜式排风罩

排风罩。外部排风罩对生产操作影响小，安装维护方便，但排风量大，控制有害物质效果相对较差。主要用于因工艺或操作条件的限制，不能将污染源密闭的场合。

　　外部排风罩是在有害物质发生地点（控制点）造成一定的气流运动，将有害物质吸入罩内，加以捕集。控制点上必需的气流速度称为控制风速。控制风速的大小与工艺操作、有害物质毒性、周围干扰气流运动状况等多种因素有关，设计时可参照表 3-14、表 3-15 确定。

表 3-14　控制点的控制风速 v_x

污染物发散情况	最小控制风速 $v_x/(\text{m} \cdot \text{s}^{-1})$	举　例
以轻微的速度发散到相对平静的空气中	0.25 ~ 0.5	槽内液体的蒸发，气体或烟从敞口容器中外逸
以较低的初速发散到尚属平静的空气中	0.5 ~ 1.0	喷漆室内喷漆，断续地倾倒有尘屑的干物料到容器中，焊接
以相对大的速度发散出来，或是发散到空气流动迅速的区域	1 ~ 1.25	在小喷漆室内用高压力喷漆，快速装袋或装桶，往运输器上给料
以高速发散出来，或是发散到空气流动很迅速的区域	2.5 ~ 10	磨削，重破碎，滚筒清理

表 3-15　v_x 的选用限值

范围下限	范围上限	范围下限	范围上限
室内空气流动小或有利于捕集	室内有扰动气流	间歇生产产量低	连续生产产量高
有害物质毒性低	有害物质毒性高	大罩子大风量	小罩子局部控制

　　外部排风罩可分上吸罩（又称顶吸罩或伞形罩）、侧吸罩、下吸罩和槽边排风罩等。常见外部排风罩如图 3-37 所示。

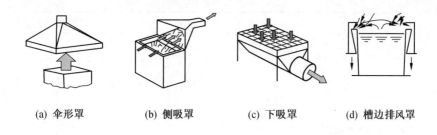

| (a) 伞形罩 | (b) 侧吸罩 | (c) 下吸罩 | (d) 槽边排风罩 |

图 3 - 37　常见外部排风罩

外部排风罩是目前应用较多的排风罩类型，应根据职业病危害因素发生（散）源、职业病危害因素理化性质、作业位置等确定适宜的外部排风罩，此外，还应充分考虑是否为法兰和围挡，因为法兰和围挡可以有效提高通风效率。如伞形罩四周敞开式、三面敞开式、二面敞开式、一面敞开式的通风效果依次增强。

（1）伞形罩。伞形罩是较简单但广泛应用的一种排风罩，一般悬挂于有害物发生源的上方，离发生源有一定的距离，通常用于工艺和设备不允许完全密闭的情况下。伞形罩的作用是在有害物发生源的上方造成一定的上升风速，将产生的有害物吸进罩内。

伞形罩（用于冷设备）的排风量计算公式如下：

$$L = 3600Av_0$$

式中　　L——伞形罩排风量，m^3/h；

A——罩口面积，m^2；

v_0——罩口断面平均风速，m/s。

v_0 值可按围挡程度和罩口悬挂高度、罩口面积、工作台面最不利边缘点所必需的控制风速两种方法计算。一般罩口断面风速要求见表 3 - 16。

表 3 - 16　伞形罩罩口断面风速

有害气体	伞形罩型式	罩口断面风速 $v_0/(m \cdot s^{-1})$
排除无刺激性的有害气体（热、湿）时	—	0.3 ~ 0.5
排除有刺激性的有害气体时	四面敞开	1.05 ~ 1.25
	三面敞开	0.90 ~ 1.05

表 3 - 16 （续）

有 害 气 体	伞 形 罩 型 式	罩口断面风速 $v_0/(\mathrm{m \cdot s^{-1}})$
排除有刺激性的有害气体时	二面敞开	0.75 ~ 0.90
	一面敞开	0.50 ~ 0.75

（2）侧吸罩。对于工人需经常俯身在台面上工作，或工件经常在工作面上方移动，以致台面上方不可能安装伞形罩的情况下，则把排风罩安装在有害物发生源的侧面，称为侧吸罩。

不同类型侧吸罩风量计算公式见表 3 - 17。

表 3 - 17 不同类型侧吸罩风量计算公式

侧 吸 罩 型 式	名 称	边比 a/b	排风量 $Q/(\mathrm{m^3 \cdot h^{-1}})$
	条缝罩	<0.2	$Q = 13000xbv_x$
	有边条缝罩	<0.2	$Q = 10000xbv_x$
	平口罩	>0.2	$Q = 3600(10x^2 + F)v_x$ $F = ab$
	平台上平口罩	>0.2	$Q = 3600(5x^2 + F)v_x$ $F = ab$
	有边平口罩	>0.2	$Q = 2700(10x^2 + F)v_x$ $F = ab$

注：x—控制点与罩口距离，m；v_x—控制点风速，m/s。

有害物放散直到耗尽最初能量，放散速度降低到环境中无规则气流速度大小时的位置称为控制点，在控制点处的有害物吸入罩内所需的最小风速称为控制风速。控制风速是需要控制的最远点或最不利点的必需风速，也就是说，是能够有效地将控制点（最远点或最不利点）散发的有害物质捕集到排风罩中的该点风速。控制点和控制风速如图 3-38 所示。

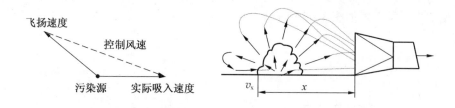

图 3-38　控制点和控制风速

计算外部排风罩的排风量时，首先需确定控制点的控制风速 v_x，v_x 值与工艺过程和室内气流运动情况有关，一般通过实测求得，如果缺乏现场实测数据，设计时可参考表 3-14 确定。

（3）槽边排风罩。槽边排风罩专门适用于各种工业槽，如酸洗槽、电镀槽、中和槽、盐浴炉池等。它的特点是不影响工艺操作，有害气体在进入人的呼吸区之前就被槽边上设置的条缝形吸气口抽走。

根据罩的布置和罩口形式不同，槽边排风罩可划分为不同形式。

按布置方式分，槽边排风罩可分为单侧式、双侧式和周边式（环形）。单侧式排风罩适用于槽宽 $b \leqslant 700$ mm；双侧式排风罩适用于槽宽 $b > 700$ mm；当槽宽 $b > 1200$ mm 时，应采取吹吸罩；当槽的直径 $d = 500 \sim 1000$ mm 时，宜采用环形排风罩。

按罩口形式分，槽边排风罩可分为平口式和条缝式。平口式排风罩上不设法兰边，吸气范围大；条缝式排风罩截面高度 E 较大，$E < 250$ mm 的称为低截面，$E \geqslant 250$ mm 的称为高截面，增大截面高度如同在罩口上设置挡板，可减少吸气范围。因此，条缝式排气罩的吸气量比平口式小。条缝式排气罩广泛应用于电镀车间的自动生产线上。

4）接受式排风罩

有些生产过程（或设备）本身会产生或诱导一定的气流，带动有害物一起运动。对于这种情况，通常把局部排风罩设在污染气流的前方或上方，让这股气流直接进入罩内。这种局部排风罩称为接受式排风罩（又称接受罩）。接受式排风罩的作用原理和外部排风罩是不同的，外部排风罩罩口外气流的运动是罩子的抽吸作用造成的，而接受式排风罩罩口外气流的运动是生产过程本身造成的，与罩子无关。

接受式排风罩的特点是，直接接受生产过程本身诱导出来的污染气流，它的排风量取决于它所接受的污染空气量。根据理论分析，只要接受式排风罩的排风量等于罩口断面上热射流的流量，接受式排风罩的断面尺寸等于罩口断面上热射流的尺寸，污染气流就能全部排除。实际上由于横向气流的影响，热射流会发散偏转，可能逸入室内。接受式排风罩的安装高度越大，横向气流的影响越严重。因此，生产上采用的接受式排风罩，罩口尺寸和排风量都必须适当加大。

接受式排风罩可将排风罩罩口迎着含尘或有害物气流来流方向，使其直接进入罩内。

由于有害物混合气流的定向运动，罩口排风量只要能将有害物排走即可控制有害物的扩散。接受式排风罩主要用于热工艺过程、砂轮磨削等有害物具有定向运动的污染源的通风。接受式排风罩与外部排风罩的区别在于：接受式排风罩罩口外的气流运动是生产过程引起的，与罩子的排风无关；外部排风罩罩口外气流的运动是罩子排风时的抽吸作用造成的。常见接受式排风罩如图 3 - 39 所示。

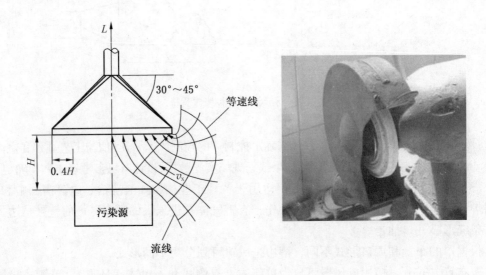

图 3 - 39　常见接受式排风罩

5）吹吸式排风罩

吹吸式排风罩是由吹风和排风两部分组成，在相同条件下，排风量比外部排风罩的少，抗外界干扰气流能力强，控制效果好，不影响工艺操作，但增加了射流系统。主要用于因生产条件限制，外部排风罩离有害物源较远，仅靠吸风控制有害物质较困难的场合。常见吹吸式排风罩如图 3 - 40 所示。

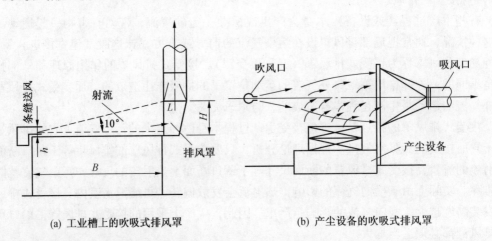

(a) 工业槽上的吹吸式排风罩　　　　　(b) 产尘设备的吹吸式排风罩

图 3 - 40　常见吹吸式排风罩

外部排风罩到有害物源的距离较大时，要在有害物发生地点形成一定的空气运动是比较困难的。此时，可以利用吹气气流将有害物吹向吸气口。由于作用距离较长，可利用吹风口射流的输送能力，推动被污染空气使其朝着吸风口方向流动，再利用吸气口将污染空气有效地收集，同时由于吹吸式通风是由单股吹出气流和单股吸入气流复合而成的通风气流，因此具有较强的控制污染能力。该通风方式可充分有效地利用吹吸气流的各自特点，对节能降低设备费用具有很大意义。

6）大门空气幕

大门空气幕利用高速气流所形成的气幕将污染气流与洁净空气隔离。在运输工具或人员进出频繁的生产车间，多利用大门空气幕减少或隔绝外界气流的侵入。大门空气幕不影响车辆和人的通行，也可用在洁净房间防止尘埃进入；在生产车间利用气幕进行局部隔断，防止有毒有害物质扩散。大门空气幕按送风方式可分为侧送式空气幕、下送式空气幕和上送式空气幕。

3. 风管

风管是通风系统中输送气体的管道，它把通风系统中各种设备或部件连成一个整体。为了提高系统的经济性，应合理选定风管中的气流速度，管路应力求短、直。根据粉尘和有害物质特性，以及技术经济等因素，对各类风管有不同的要求。

在进行通风管道系统的设计计算前，必须首先确定各送风点、排风点的位置，送风量、排风量、管道系统和净化设备的布置、风管材料等。设计计算的目的是，确定各管段的管径（或断面尺寸）和压力损失，保证系统内达到要求的风量分配，并为风机选型和绘制施工图提供依据。

4. 粉尘净化装置

目前，常见除尘器的除尘机理主要有重力、离心力、惯性碰撞、接触阻留、扩散、静电力、凝聚等。根据除尘机理，可将常见除尘器分为以下几类：

（1）重力沉降室。重力沉降室是通过重力使尘粒从气流中分离。重力沉降室仅适用于 50 μm 以上的粉尘。由于其除尘效率低、占地面积大，在通风过程中很少使用。

（2）旋风除尘器。旋风除尘器是利用气流旋转过程中作用在尘粒上的惯性离心力，使尘粒从气流中分离。旋风除尘器结构简单、体积小，维护方便，对于 10 ~ 20 μm 的粉尘，除尘效率为 90% 左右。旋风除尘器在通风工程中得到了广泛应用，它主要用于 10 μm 以上的粉尘，也用做多级除尘的第一级除尘器。

（3）湿式除尘器。湿式除尘器是通过含尘气体与液滴或液膜的接触使尘粒从气流中分离。它的优点是结构简单，投资低，占地面积小，除尘效率高，能同时进行有害气体的净化。湿式除尘器适宜处理有爆炸危险或同时含有多种有害物的气体。湿式除尘器的缺点是有用物料不能干法回收，泥浆处理比较困难；为了避免水系污染，有时要设置专门的废水处理设备；高温烟气洗涤后，温度下降，会影响烟气在大气的扩散。

（4）过滤式除尘器。过滤式除尘器是使电焊烟尘通过织物的过滤层或通过由填充材料构成的过滤层，当烟气通过过滤层时，由于筛分、静电、黏附等物理作用，将烟气中的尘粒阻留下来，达到净化电焊烟气的作用。织物过滤层通常做成袋形，称为袋式除尘器。填充过滤则是在两层丝网中，填充合成纤维、金属丝或丝网等填充材料，并做成 52 cm ×

52 cm 单体，称为片式过滤器。袋式除尘器是一种干式的高效除尘器，它利用纤维织物的过滤作用进行除尘，对 0.5 μm 的粉尘，除尘效率高达 98% ~99%。

填料层过滤除尘方式虽净化效率稍低，但一次投资少，系统阻力小，过滤器拆装清洗方便，因而对气候干燥、排气含尘量小的场合有广泛的使用前景。

(5) 电除尘器。电除尘器又称静电除尘器，它是利用高压电场产生的静电力，使尘粒从气流中分离。根据集尘板形式的不同，电除尘器可分为板式和管式两种。电除尘器是一种干式的高效除尘器，适用于微粒控制，对于 1~2 μm 的粉尘，除尘效率可达 98% ~99%，阻力比较低，为 100~200 Pa，可以处理高温、高湿气体，适用于大型的工程，处理的气体量愈大，它的经济效果愈明显。

5. 风机

风机是向局部通风系统提供气流流动的动力装置，使含尘气体、有害气体或新鲜空气经排风罩、风道、净化设备所需要的机械装置。为了防止风机的磨损和腐蚀，通常把风机放在净化设备后面。

风机因作用、原理、压力、制作材料及应用范围不同，有多种分类方法。按在管网中所起的作用，起吸风作用的称为引风机，起吹风作用的称为鼓风机；按工作原理，分为离心式通风机和轴流式通风机两种；按压力大小，分为低压通风机（<1000 Pa）、中压通风机（1000~3000 Pa）和高压通风机（>3000 Pa）3 种；按制作材料，分为钢制通风机、塑料通风机、玻璃钢通风机和不锈钢通风机等；按应用范围，分为排尘通风机、排毒通风机、锅炉通风机、排气扇及一般通风机等。

通风机制造厂家提供的风机性能参数表中，通常主要涉及转速、流量、风压、功率、效率等。在选择风机时，应结合通风管网系统实际情况，确定所需要的风机各项参数取值范围，再从各型号风机中选择参数值能够匹配的风机。

(二) 全面通风

全面通风是对整个厂房进行通风换气，把清洁的新鲜空气不断地送入车间，将车间空气中有害物质的浓度稀释，并将污染的空气排到室外，使室内空气中有害物质的浓度达到标准规定的容许浓度以下。按照通风动力的不同，全面通风可分为自然通风和机械通风；按通过功能的不同，全面通风可分为单向流通风、稀释通风和均匀流通风（图 3-41）。

全面通风适用于有害物质毒性低，污染源多、分布广且不固定，有害物质进入空气速度慢且均匀，其浓度低的作业场所。全面通风的效果取决于通风换气量和车间内的气流组织两个因素。所谓气流组织就是合理地布置送风口和排风口位置、分配风量以及选用风口形式，以便用最小的通风量达到最佳的通风效果。常见气流组织如图 3-42 所示。

一般通风车间的气流组织有多种方式，可根据污染源位置、工人操作位置、污染物性质及浓度分布等具体情况，按下列原则进行确定：

(1) 排风口应尽量靠近有害物源或有害物质浓度高的区域，把污染物迅速从室内排出。

(2) 进风口应尽量靠近作业地点，送入房间的清洁空气应先经作业地点，再经污染物排至室外。送风气流尽可能均匀、避免短路、减少涡流，避免有害物质在局部区域积聚。

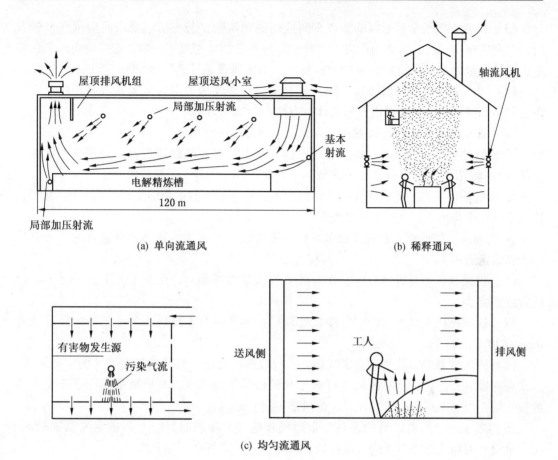

(a) 单向流通风

(b) 稀释通风

(c) 均匀流通风

图 3 -41　全面通风

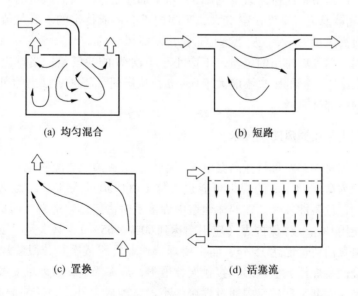

(a) 均匀混合

(b) 短路

(c) 置换

(d) 活塞流

图 3 -42　常见气流组织

（3）设置有机械全面通风的生产车间或辅助建筑物，若有清洁要求而周围环境较差时，车间应保持正压；若室内散发有害物质，有可能污染相邻房间时，应保持负压。保持正压时排风量是送风量的 80% ~ 90%；反之，则送风量是排风量的 80% ~ 90%。

（4）当车间内既有局部排风系统，又有排出有害气体的全面通风系统时，应充分利用补偿局部排风的室外来排出有害气体，以减少全面通风量。

（5）机械送风系统的送风方式，应符合下列要求：

① 放散热或同时放散湿、热和有害气体的生产厂房及辅助建筑物，应采取上部或上下部同时全面排风时，宜送至作业区域。

② 放散粉尘或密度比空气大的气体或蒸气，而不同时放散热的生产厂房及辅助建筑，应从下部地带排风时，宜送至上部地带。

③ 当固定工作地点靠近有害放散源，且不可能安装有效的局部排风装置时，应直接向工作地点送风。

（6）机械送风系统进风口宜设在室外空气较洁净的地点，生产工艺上有要求时，应设置过滤装置。

（7）机械排风系统排出的空气净化处理后，如其中有害物质浓度小于卫生标准允许限值的 30%，则可返回车间适用。

（8）同时发散热、蒸气和有害气体，或仅放散密度比空气小的有害气体的生产厂房，除设局部排风外，宜在上部区域进行自然和机械的全面排风，其排风量不应小于 1 次/h 的换气量。当房屋高度大于 6 m 时，排风量可按 $6 \, m^3/(h \cdot m^2)$ 计算。

（9）当采用全面通风消除余热、余湿或其他有害物质时，应分别从室内温度最高、含湿量或有害物质浓度最大的区域排风，其风量分配应符合下列要求：

① 当有害气体或蒸气密度比空气小，或在相反情况下，但车间内有稳定的上升气流时，宜从房间上部地带排出所需风量的 2/3，从下部地带排出所需风量的 1/3。

② 当有害气体或蒸气密度比空气大，车间内不会形成稳定的上升气流时，宜从房间上部地带排出所需风量的 1/3，从下部地带排出所需风量的 2/3。

注：从房间上部区域排出的风量，不应小于 1 次/h 的换气量；当排出爆炸气体和蒸气时，排风口上缘距顶棚的距离不应大于 0.4 m；从房间下部区域排出的风量，应包括距地面 2 m 以内的局部排风量。

三、电焊烟尘常用通风防护技术

电焊烟是由焊材端部及母材在高温电弧下熔化后形成蒸气，经氧化和冷凝后形成固体微粒。其中粒径为 0.1 ~ 1 μm 的焊烟可通过人体上呼吸道进入肺泡，沉积在肺部引起尘肺、肺癌等疾病，危害性较大。在船体建造中焊接工时占船体建造总工时的 30% ~ 40%，电焊工主要是使用 CO_2 气体保护焊（应用率达到 60% ~ 65%），其次是手工焊，船厂焊接工人均焊接材料日消耗量已达 15 kg，而主要焊接作业场所依次是分段装焊、钢材预处理和舾装，其中分段装焊任务量最多，接触人数最多，危害严重，治理难度最大。

分段装焊是在大型装配厂房内通过焊接将小段装配成大件，大件装配成舱体的过程，其作业人数多，作业地点复杂且不固定，电焊烟尘的产生点不固定，且无规律。国内外船厂大多采用自然通风为主、大风量局部排风为辅的传统手段，来改善电焊工厂的作业环境；但是，这种方法易受自然气候影响，且焊接烟尘飘散在工厂上空，既污染空气又会使焊接人员的身体深受其害，而大风量局部排风会对局部焊接质量造成影响。

（一）全面通风

全面通风主要是依靠自然通风或机械通风，通过在大型分段装焊厂房的墙壁、屋顶等不同位置设置送风或排风口，稀释厂房内电焊烟尘。由于厂房空间较大，吸风或吹风对 30～50 m 长距离范围内难以有效控制有害物质，且船舶制造工件大小不一，部分工件（如舱体）需在工件内部进行作业，从而导致焊接大型工件时存在气流的阴影区，导致有害物质的滞留；电焊烟尘由于其温度较高，先经过人的呼吸带再上升到一定高度，再经全面通风稀释。

造船厂焊接厂房空间一般比较高大，大部分采用射流形式的机械通风，耗电量大，运行成本高，同时往往由于设计不合理及运行管理不完善而达不到预期的通风效果。造船厂高大焊接厂房常应用自然通风的形式，自然通风利用风压、热压、风压与热压相结合及机械辅助通风等形式来实现，是一种经济的通风方式；但由于自然通风易受到室外气象条件的影响，特别是依赖风压作用的自然通风的稳定性和可控性都较差，所以对于有粉尘、有害气体等污染物产生的厂房难以达到理想的通风效果。

对于开放型厂房，按气象台站给出的冬夏季主导风向及平均风速条件计算，焊接厂房自然通风效果好，换气次数大，基本能满足厂房劳动卫生要求。在不利自然通风条件下（风向为冬夏季主导风向，平均风速小于或等于 1 m/s），风压作用小，仅靠改变厂房开口大小或是侧面开口位置或屋顶自然通风器布置方式其通风效果改善不明显。但改变屋顶自然通风器的大小对焊接厂房自然通风的效果有很大的影响，当屋顶自然通风器占屋面面积的比例达到 45%～60% 时，焊接厂房的通风效果基本满足劳动卫生条件的要求。采用每跨两侧风机以一定角度（30°～60°范围）倾斜向上对吹的布置方式，在风机的风量及出风风速达到一定值时能形成有利于破坏空间污染物积聚的气流组织，可以大大改善厂房劳动卫生条件。但对于造船厂焊接车间的巨大焊接空间，机械通风风机的布置，风量大、数量多带来的噪声大等工程问题尚待研究。建筑朝向不同时焊接车间自然通风的效果差异明显，因此，设计时必须考虑建筑布局的问题，以充分利用自然通风。对于北方寒冷地区（冬季需设集中供暖），焊接厂房一般采用封闭式，其焊接烟尘的治理问题较为复杂，冬季寒冷地区的焊接厂房存在着补风温度、补风方式和补风量的关联问题。

（二）局部通风

局部通风可有效地控制电焊烟尘污染，在烟尘刚刚散发出来时，即被有效地捕集，捕集效率高，节省风量，同时高浓度的焊尘空气不经过工人的呼吸带，可有效地改善作业环境。在局部通风系统中，电焊烟尘主要靠排风罩捕集，并经管道系统输送和排出。采用局部通风可以阻止无组织气流在车间内带动污染源扩散，减小必需的补给空气量。但大型造船厂焊接厂房的工艺设备布置密集，焊接工位多，加之受场地、工件转移、行车运行等条件限制，除尘设备及吸气臂影响生产和工作作业，车间内的焊接烟尘很难彻底根除。局部排风比全面通风更有利于控制污染物的扩散，目前国内外船舶制造分段焊接使用的局部排风技术装备如下。

1. 固定式局部排风罩

局部排风罩是通过罩口的抽吸作用，在距离吸气口最远的有害物散发点（即控制点）上造成适当的空气流动，从而把有害物吸入罩内。针对不同的作业方式、工件尺寸即焊接工艺，可分别采取不同形式的排风罩。

（1）下吸罩：不影响工人操作，罩口正好在焊点的下面，而且距焊点很近，因此，焊烟刚产生即被下吸罩有效捕集。

（2）侧吸罩：焊接小型工件的焊接工作台，一般多采用固定式侧吸罩。只要吸风量和罩面风速设计合理，即可保证工作台的最不利点风速大于控制风速，散发的烟尘被有效控制。

（3）上吸罩：主要用于焊点固定的工位，并使罩口尽可能靠近焊点，以提高捕集烟尘的效果。同时为了检查工件情况，罩口还可做成转动的形式，检查时，可将罩口移至一边，使操作者更感方便。

设计时，在罩口形式确定之后，罩口的风速及风量主要取决于控制点的控制距离和控制风速。控制点指在工件的焊接范围内，距罩口最远的点，控制点与罩口的距离为控制距离，控制点处所需的风速为控制风速。电焊烟尘属气溶胶范畴，烟尘可随气流一起流动。通常情况下，在空气流速为 $0.35 \sim 0.4$ m/s 时，电焊产生的烟气即可随空气一起流动，考虑到作业点附近横向气流的影响，一般控制风速最小按 0.5 m/s 选取。控制点的控制距离按实际情况确定。

固定式局部排风罩可有效控制固定地点产生的电焊烟尘等有害物质，但只能设置固定场所，而分段装焊作业人员需移动作业，作业地点不固定，导致固定式排风罩无法解决分段装焊移动作业的技术需求。

2. 可移动式局部排风罩

可移动式局部排风罩可以有效解决固定式排风罩不能移动的技术难题，目前国内外可移动式局部排风罩厂家较多，如常用的回转式活动排风罩，主要用于散放在地面上的工件大面积焊接，位置不固定，焊点移动范围较大。罩口由立柱、大回转臂、小回转臂及排风罩等组成，回转臂可围绕中心法兰在 $360°$ 范围内转动，罩的最大半径 $1.5 \sim 2.2$ m，这样罩口可停放在 $3 \sim 4.4$ m 直径圆的各个位置点，使焊接烟尘被有效地控制；但由于距离和便携性等问题，导致在船舶制造焊接厂房应用较少。

中船九院自主研发了高真空焊接烟尘治理设备，为可移动局部排风系统和固定局部排风系统的结合。设备由主体设备、管路系统、自动控制系统组成，利用高压风机产生的巨大负压，在焊接烟尘产生初期，第一时间捕集尚未完全扩散的烟尘微粒，并使其经过高真空软管进入除尘器进行过滤和集中收集，使烟尘不再飘散在空气中。该设备在外高桥造船公司试用结果表明，T 型钢材（又称 T 排）焊接流水线 4 把焊枪连续工作 8 h，应用该设备可收集约 10 kg 焊烟粉尘。其焊接烟尘捕集效率超过 95%，净化效率达 99%，适用于手工焊、半自动二氧化碳保护焊、机器人自动焊接以及各类焊接流水线等。净化后焊接烟尘浓度符合《工作场所有害因素职业接触限值 第 1 部分：化学有害因素》（GBZ 2.1—2007）等国家标准。高真空焊接烟尘治理设备现场如图 3 - 43 所示。

该设备主管道排风与烟尘处理为固定式，而前端通过软管连接排风罩实现移动的技术

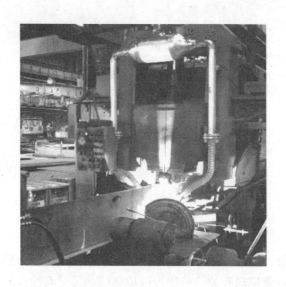

图 3 - 43　高真空焊接烟尘治理设备现场

需求。焊接时，焊接人员需将排风罩软管与预留排风管进行连接，风机风量设置变频控制技术，连接不同数量的排风罩时风量自动变化，是目前比较先进的局部排风装置。但该局部排风装置排风量大，焊接移动时需频繁更换连接风管接口，增加作业负担；而且局部排风罩放置位置不同，排风罩控制点处的风速会发生变化，由于焊接工人现场随意放置排风罩，导致控制点风速偏离设定值，可能会降低电焊烟尘捕集效率或影响焊接质量，从而导致船舶制造用人单位和焊接工人不愿意使用局部排风设施；当焊接位于角落或特殊位置时，局部排风罩可能会无法设置。

3. 吸烟式焊枪

排风口越靠近污染物，越易捕集污染物，且所需能耗越低。因此，吸烟式焊枪或焊枪的通风防尘装置成为防治电焊烟尘的首选措施。在国家知识产权局网站检索到相关专利如下：气体保护焊吸烟式焊枪（CN201620283487.3）、收缩吸烟式焊枪（CN201620283486.9）、吸烟式焊枪装置（CN201120370970.2）、气体保护焊吸烟式焊枪（CN85201640）、吸烟式焊枪净化机（CN95207599.7）、吸烟式气体保护焊枪（CN97234279.6）、吸烟式焊枪装置（CN201120370970.2）以及利用"十二五"课题研究的一种节能环保吸烟式焊枪。

CN85201640U 公开了一种气体保护焊吸烟式焊枪，所述焊枪被吸走的烟气从中空枪体内通过，经滤尘后排入大气（图 3 - 44）。所述集烟罩为直径为 20 ~ 50 mm 的圆锥或坡度不大于 15°的空心薄壁截顶圆锥，以弹性卡箍卡紧在枪体前端的凸起部上，可根据工况要求前后移动或转动。所述枪把侧面钻有数个小孔，外面包有隔热罩，所述隔热罩与枪把之间设置有热障隔膜并留有间歇。

CN2300476Y 公开了一种吸烟式气体保护焊枪，所述焊枪端部有一个吸烟罩，覆盖到弧区的前上方（图 3 - 45）。所述吸烟罩的吸烟口轮廓除圆形外还有卵形或扁形结构和多种尺寸，焊枪的枪嘴紧靠吸烟罩的小圆弧一侧，吸烟口的轮廓面与吸烟罩的轴线斜截，也

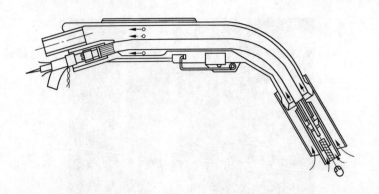

图 3-44 气体保护焊吸烟式焊枪（CN85201640U）

可将吸烟口制成阶梯状。所述焊枪可以用车间常用压缩空气为动力的焊接烟尘吸滤泵。所述焊枪枪体上可设有电器控制开关，所述焊枪枪体前端可设有挂钩。该吸烟式焊枪用于手工焊接时弧区前上方的吸烟罩会遮挡使用者视线。

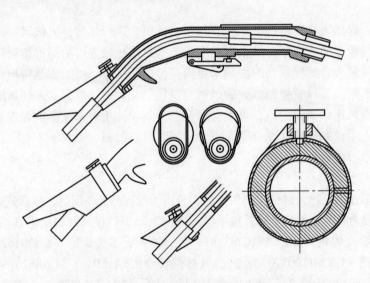

图 3-45 吸烟式气体保护焊枪（CN2300476Y）

CN202278327U 公开了一种吸烟式焊枪装置，包括枪座、与枪座电连接的焊枪（图 3-46）。所述吸烟式焊枪装置还包括吸烟管道，连接与吸烟管道一端的吸烟嘴及吸风机，枪座内固定有吸烟腔及排烟腔，风机连接吸烟腔和排烟腔，该吸烟管道由一个支架固定于焊枪上，吸烟管道与吸烟腔连通，吸烟嘴位于焊头一侧与焊头相对。所述枪座包括底壁、顶壁、连接底壁与顶壁的前板及后板。所述枪座还设有送丝机构；所述吸烟管道包括第一管道及第二管道，第一管道首端连接吸烟嘴，第二管道末端连接吸烟腔。所述支架包括固定第一管道的第一个固定端及固定于枪体的第二个固定端。

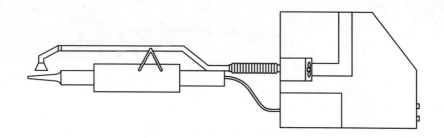

图 3 - 46　吸烟式焊枪装置（CN202278327U）

CN2255320Y 公开了一种吸烟式焊枪净化机，包括吸烟管、缓冲区、静电荷电区、过滤区、风机及电路（图 3 - 47）。所述吸烟式焊枪净化机是利用静电凝聚过滤原理净化焊烟空气。

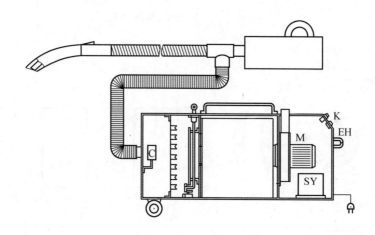

图 3 - 47　吸烟式焊枪净化机（CN2255320Y）

"十二五"国家科技支撑计划课题"船舶制造职业危害防护技术装备研究及工程示范课题"研发了一种节能环保吸烟式焊枪（图 3 - 48）。该吸烟式焊枪在保证焊接质量的前提下，通过自动控制既能高效捕集电焊烟尘，又能节省排烟风机能耗的气体保护焊的吸烟式焊枪，实现保障焊接质量、保护劳动者职业健康与节能的目的。

该发明公开了一种节能环保吸烟式焊枪的焊枪主体和烟尘净化装置构成；其中，焊枪主体包括枪体、保护气体导管、焊丝导管、导电嘴、烟气通道、可调节弯头、集尘罩、集尘罩内的绝缘材质支撑结构、排风软管、焊枪线缆、风量调节开关、电源开关、焊丝导管接头、电源接头、保护气体导管接头和排风软管接头；所述枪体为中空壳体，枪体上设有固定保护气体导管位置的卡槽，用于固定保护气体导管，在保护气体导管内套装焊丝导管，焊丝导管前端连接导电嘴，焊丝导管和导电嘴用于焊丝通过；枪体与保护气体导管之间的缝隙为烟气通道；烟气通道前端与可调节弯头连接，可调节弯头与集尘罩连接；集尘罩通过绝缘材质的支撑结构确保与保护气体导管为同心圆；烟气通道后端与排风软管连

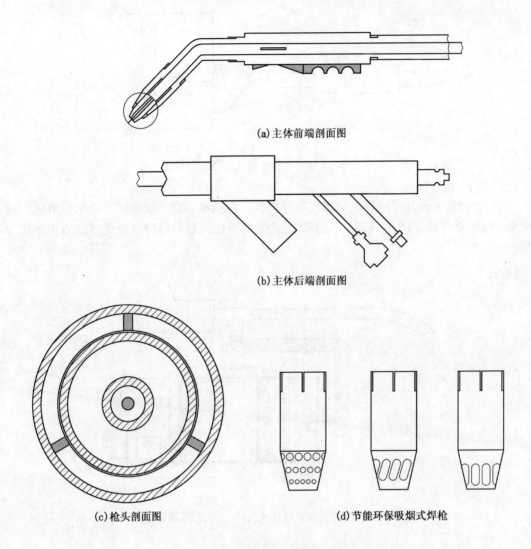

(a)主体前端剖面图

(b)主体后端剖面图

(c)枪头剖面图　　　　　　　　(d)节能环保吸烟式焊枪

图3-48　节能环保吸烟式焊枪

接；排风软管内套装有保护气体导管、焊丝导管和焊接线缆；通过保护气体导管接头、焊丝导管接头和电源接头分别将焊枪线缆中的保护气体导管、焊丝通过导管和焊接线缆与焊机连接，排风软管接头和外接软管连接焊枪的排风软管与烟尘净化装置；电焊烟尘被集尘罩捕集后，经烟气通道、排风软管和外接软管进入烟尘净化装置，经过滤后排空。该焊枪应用后，显著降低了作业现场电焊烟尘浓度。

美国、日本、英国等国家也均开发了相关吸烟式焊枪或焊枪吸烟装置，其共同点是在焊枪周围设置集尘罩，捕集电焊烟尘。国内现有的集尘罩均是设置在焊枪的一侧，国外现有集尘罩与国内相同或类似，有的则是设置成同心圆环形。但焊枪排风装置多为拆装式，安装位置不同，控制点的风速会发生变化；焊枪排风装置的吸气能力性能不稳定，可能会影响焊接质量或电焊烟尘捕集效果；焊枪排风装置由于重量大、移动不方便、影响视线和局部温度高等原因，导致使用率较低。

（三）吹吸式通风

吹吸式通风系统均由送风系统和排风系统构成，排风系统与局部通风系统构成一致，送风系统由送风机、送风罩、管道和空气净化装置构成。吹吸式通风系统按换气区域气流的均匀度可分为气流均一型吹吸式通风系统和自由射流式吹吸式通风系统。目前，国内普遍将自由射流式吹吸式通风系统送排风罩称为吹吸式排风罩，典型应用是槽边通风；气流均一型吹吸式通风系统典型应用是喷漆间上送下排式通风系统。吹吸式通风是利用吹吸气流的联合作用控制污染物的一种通风方法，在常规的局部通风系统中增加了射流系统，具有工作稳定可靠、不影响工艺操作、排风量小等优点，同时避免了常规局部通风系统的技术难题。吹吸式通风系统主要用于因生产条件限制，外部吸气罩离有害物源较远，仅靠吸风控制有害物质较困难的场合。自由射流式吹吸式通风系统一般用于形成气幕，将污染物与操作人员进行隔离，广泛应用在槽边通风等。但当槽内镀件等工件位于自由射流式吹吸式通风系统换气区域时因高速的气流遇到较大障碍物阻断送气气流，从而产生回流，导致污染物的扩散；或当操作人员位于自由射流式吹吸式通风系统换气区域时因高速的气流遇到较小障碍物时会形成涡流，导致污染物流向人员的呼吸带，反正加重其危害承担。而气流均一型吹吸式通风系统则可完全避免上述问题，适用于常规排风罩影响工人操作的作业场所和大风速影响工艺的作业场所。气流均一型吹吸式通风系统可以广泛应用于尘毒作业场所，特别适用于化学试剂的调配和使用有机溶剂的清洗，刷/涂胶、人工打磨、固定作业场所的喷漆和焊接、铸造等。

对于大面积焊接作业，由于作用距离较长，单纯采用局部排风罩来控制电焊烟尘，存在着效果不够理想以及方式不够合理等问题。采用吹吸式通风可以有效地解决上述问题。即利用吹风口射流的输送能力，推动被污染空气使其朝着吸风口方向流动，利用吸气口将污染空气有效地收集。同时，由于吹吸式通风是由单股吹出气流和单股吸入气流复合而成的通风气流，因此，具有较强的控制污染能力，既能充分有效地利用吹吸气流各自特点，又通过采用均匀流送排通风，对节能、降低设备费用具有很大意义。

（四）电焊烟尘防护现状及发展趋势

船舶制造焊接烟尘防护现状及发展趋势如下：

（1）由污染源应尽可能靠近排风口的设计原则可知，在焊枪上设置排风罩的电焊烟尘防护效果要优于在焊接作业地点附近设置局部排风罩，而全面通风只是稀释有害物质，其防护效果远低于局部通风。因此，研发焊枪上的排风罩成为必然的选择。

（2）目前船舶分段焊接过程 CO_2 气体保护焊的应用率达到 60% ~ 65%，是船舶分段焊接中主要的焊接方式。因此，CO_2 气体保护焊焊接烟尘是防护的重点。

（3）CO_2 气体保护焊焊接烟尘是沿着焊枪垂直方向呈放射状分布，而目前我国 CO_2 气体保护焊枪集尘罩多设置在焊枪一侧，虽然可以将焊枪一侧的焊接烟尘有效捕集，但其他方向的焊接烟尘则易扩散至作业场所，不易被捕集；而国外部分焊枪集尘罩设置成与焊丝成同心圆的圆环形集尘罩，同心圆环形集尘罩便于捕集焊枪四轴的电焊烟尘。因此，同心圆环形集尘罩应是焊枪集尘罩的发展方向。

（4）由于同心圆环形集尘罩的吸风口设置在圆环的一侧，容易导致同心圆环形集尘罩的罩口风速分布不均匀，靠近吸风一侧的风速偏大，而相对另一侧风速偏小，影响焊接烟尘的排出效果，且国内外尚未发现相关报道和研究说明。因此，研发同心圆环形集尘罩罩口气流均匀性控制技术成为急需解决的技术难题。

（5）CO_2 保护焊主要是利用 CO_2 气体屏蔽外界的氧气，从而提高焊接质量，焊接工艺要求焊接时干扰风不能太大，否则 CO_2 保护气体易被吹走，从而影响焊接质量。而焊枪集尘罩主要是通过排风技术将电焊烟尘排出，恰恰需要抽风，因此二者形成一对矛盾。当集尘罩风速太大时，虽然可以捕集些电焊烟尘，但同时也将大部分的 CO_2 保护气体抽出，从而影响焊接质量。现有气体保护焊枪排风罩的设计未考虑排气罩的控制距离、控制风速以及 CO_2 气体风量对焊接质量和电焊烟尘控制效果的影响。因此，电焊烟尘的发生扩散规律和控制特性研究，需要对电焊烟尘控制特性进行突破创新。

（6）由于 CO_2 气体保护焊设置 CO_2 气体和排风罩排风管路，导致改变焊枪位置时移动不方便，增加了焊枪的质量和焊工的作业负担；与此同时由于焊枪位置移动、焊接作业方式不同时其排风罩控制点风速的吸气性能不稳定，进而对焊接质量或焊接烟尘捕集效果产生影响。因此，实现焊枪排风装置的轻便化和提高排风罩吸气稳定性成为目前急需解决的技术难题。

第四章 涂装作业毒物危害及其防护技术

第一节 涂 装 概 述

涂装的目的是使船体各部分和舾装件防蚀、防污、美观或易识别。以节能、防腐蚀性强、延长船舶使用寿命为目的的油漆施工工程，同时要立足于满足安全、卫生、环保、防止公害为前提的社会要求。近年来在化学工业发展的支持下，出现了多种高性能的涂料，在使用这些高性能涂料时，往往需要特殊的技术、施工工艺或工器具，特别是由于船舶结构的复杂性给涂装安全施工造成许多不利因素。

一、船舶涂装的概述

由成千上万吨钢铁和数以千计甚至万计的设备、设施、仪表、构件组成的船舶，它的建造是一个非常复杂的过程。造船不可能像建造楼房一样，从地基开始一层层往上堆砌，这是因为船舶需要在陆地上建造，建成后需要置于水中，这就决定了造船工艺的特殊性，造成了船舶涂装与一般钢铁构造物涂装的不同点。船舶的庞大与复杂结构，也给船舶涂装带来了许多特点。不了解船舶涂装的特点，就不能根据它的特点设计、制造出高质量的船舶和高质量的涂层，因而就不能很好地保护船舶。

造船是一个非常复杂的过程，要经历板材预处理、切割、分段制造、船台或船坞内合龙、下水、舾装、系泊试验、室内装潢、试航等过程。而船舶的涂装则要与整个造船工艺过程相适应。在每一造船工艺阶段中，要确定其相应的涂装工作内容。从钢材落料加工开始，一直到交船，涂装贯穿在整个造船过程中。船舶涂装工艺程序如图 4 – 1 所示。

从船舶涂装工艺程序来看，造船的第一项工序和最后一项工序都必须进行涂装，所以造船必须自始至终十分重视涂装工作。

船舶是一个庞大的海上移动运输平台，船体的各部位处于各种不同的腐蚀环境之中（有海水中的船底区，有海水干湿交替、含氧充足的水线区、干舷区，有处于海洋大气之中的甲板、上层建筑外部，还有各种油舱、水舱等），这对于各不同部位的涂层提出了不同的要求，由此决定了一艘船的涂装不能单纯地使用一两种底漆和一两种面漆，而往往需要几十种涂料加以合理配套。

船舶涂料是受环境要求而决定了施工条件、施工方式、施工工艺和工具设备的不同，需要制定一系列相应的工艺条件、工艺方法，在不同的工艺阶段进行施工，才能保证其配套的合理、施工的科学和质量的良好进行。

种类繁多的船舶涂料，几乎都含有易燃、有毒的有机溶剂，而船舶的涂装作业往往要在狭小的通风不良甚至密闭的有限空间内进行，在船舶建造过程中处处有明火作业（电

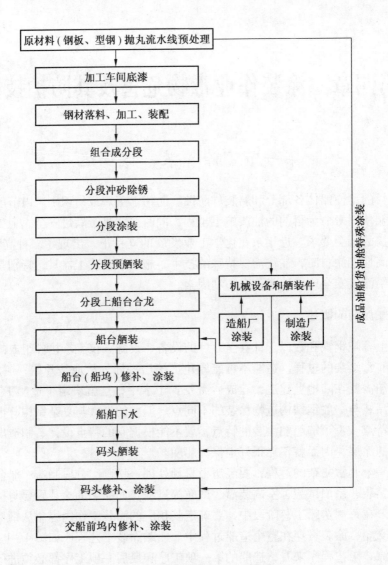

图 4-1 船舶涂装程序工艺程序

焊、气割、火工等），这些作业经常不可避免地会与涂装作业在同一时间、相近区域交叉进行，故船舶涂装时的燃、爆危险性很大，人员中毒的威胁也很大，且一旦发生燃爆和中毒事故往往会造成群死群伤的重大事故，后果十分严重。所以船舶涂装较之于其他工业产品、钢结构物的涂装，更要有严格的防尘、防毒、防火、防爆的安全措施，做到防患于未然，确保人身和船舶产品的安全。

二、船舶涂装作业工艺流程

与船体制作的分段建造法和设备安装的区域舾装法相适应，船舶涂装作业也是按阶段来组织：钢材预处理—分段涂装—船上涂装—完工涂装，如图 4-2 所示。

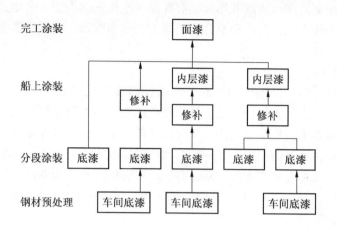

图 4 - 2　涂装工艺流程图

（一）钢材预处理

造船用的钢板和型材都是由钢厂高温热轧制成的，钢材表面附有一层氧化皮。氧化皮破裂后，钢材将在腐蚀介质中加速腐蚀，生成铁锈。另外，钢材在运输过程中还会沾有灰尘、油脂等污物。钢材在号料、加工前，应预先去除表面的氧化皮、铁锈、油迹和水分等异物，并立即涂上车间底漆（保养底漆），通常把这一涂装作业称为钢板预处理。油脂、水分等常用氧 - 乙炔火焰除去，氧化皮、铁锈则用磨料喷射的方法加以清理。车间底漆的漆膜厚度通常为 10 ~ 15 μm，保养期可达 10 个月至 1 年。预处理工作一般在钢板预处理流水线上进行。

钢材经喷射清理后，不但除去表面异物，获得了一定的清洁度，而且由于磨料的撞击，钢材表面还获得了一定的粗糙度，有利于底漆在钢材表面牢固地附着。钢材的表面清洁度和表面粗糙度是保证钢材除锈质量的两项指标。我国船舶标准化委员会制定的专业标准规定了 3 个等级，即一级、二级和三级。一级规定用喷射清理方法彻底清除氧化皮、铁锈和其他污物，仅允许留有轻微的痕迹，也就是残留物面积不超 10%。二级规定用喷射方法除去氧化皮和锈迹，残留物面积不超过 40%。三级规定用喷射方法除去大部分氧化皮、锈及其他污物。

（二）分段涂装

预处理后的钢材经加工制作建成船体分段后，钢结构表面不可避免地会产生锌盐、铁锈，并沾上油污和水分等污物，因此必须进行二次除锈（后处理），然后再根据分段的不同要求进行涂料喷涂。船体分段建成后的二次除锈和涂料喷涂作业称为分段涂装。

为了控制涂装作业的环境条件，保证涂装质量，分段涂装宜在专门的涂装工场或车间内进行。工场内分设除锈和喷漆两个部分，分别进行二次除锈和涂料喷涂。在除锈房内设喷丸装置，由人工操作对分段喷钢丸进行除锈。在喷漆房内设置高压无气喷涂装置，由人工操作喷枪进行涂料喷涂。但是，由于各种因素，分段除锈还可以使用风动工具，如采用砂纸片、钢丝刷等进行除锈；涂料喷涂采用移动式无气喷涂设备。

分段涂装是变密闭作业为敞开作业,对提高喷涂作业的本质安全化,防止喷涂作业易发生可燃性气体爆炸事故,是一项十分重要的工艺技术措施,应尽可能强化这一过程,同时要加大监督管力度。

(三)船上涂装

船舶下水前在船台上(船坞内)和下水后在码头边的涂装作业称为船上涂装。船上涂装作业包括在船体大接头处的除锈、补漆和船体表面各部位涂料的喷涂等。船体内部的油舱、水舱等液舱若无后期舾装工作,则可以在船台上完成涂装作业。但船体甲板部位因船上舾装工作繁忙,容易磨损漆膜,一般都留在试航前或交船前进行涂装。

这一阶段的涂装作业多在有限空间、密闭舱室条件下,喷涂作业产生的可燃气体散发较困难,极易发生燃爆事故,因此,必须加强通风和明火作业审批、涂装审批,严防事故发生。

(四)完工涂装

交船前的涂装作业称为完工涂装。完工涂装一般在试航结束到交船之前一段时间内完成,以便让船舶面目一新地交给船东。完工涂装作业包括上层建筑外围壁、甲板、甲板机械等表面的清理、补漆,以及船体外表面面漆的喷涂,补漆前要用有机溶剂清理油脂等污渍。主船体表面各部位的最后一道面漆通常在船坞施涂。施涂前先用清水冲洗船底部,除去盐分和泥土,干燥后先进行补漆(如艏部漆蜡,常因抛锚试验而受损),再喷涂最后一道面漆。

三、涂料的组成

涂料是由基料、颜料、稀料和辅助材料组成的。

基料一般用树脂或油料。油料按其干燥速度可以分为三类:干性油,如桐油、亚麻仁油、梓油等;半干性油,如豆油、葵花籽油等;不干性油,如蓖麻油等。由于这些植物油产量有一定限度,而且耐气候性和防锈性能较差,所以涂料中采用油料作基料的逐渐减少。目前涂料基本都采用树脂作基料。

颜料是涂料中的青色物质,是形成涂料膜的骨骼。用来作颜料的大部分是不溶于水的无机物,有金属和非金属元素,氧化物及盐类,如铁红、红丹、铬黄、锌白粉等。

稀料就是溶剂。溶剂是根据基料溶解速度和涂料质量的针对性需要,而由几种溶剂混合配制起来的,换句话说也就是混合溶剂。一般来说,使用溶剂比较经济合理,但是在某种情况下,稀释剂也是溶剂,两者没有严格的区别。目前大多数涂料都采用有机溶剂作为稀料。芳香烃、醇、醚、酮、含氯有机物等统称为有机溶剂。

涂料除了基料外,还由一些其他辅助材料组成,加入这些材料也是为了提高涂料的质量,如催干剂、增塑剂、悬浮剂、防潮剂等。

四、船舶涂料的特性

涂装于船舶内外各部位,以延长船舶使用寿命和满足船舶的特种要求的各种涂料统称为船舶涂料或船舶漆。

由于船舶涂装有其自身的特点,因此船舶涂料也应具备一定的特性:

(1)庞大的船舶决定了船舶涂料必须要常温干燥,同时需控制湿度,如需要加热烘干的涂料就不适合作为船舶涂料。

（2）船舶涂料的施工面积大，因此船舶涂料应适合于高压无气喷涂作业。

（3）船舶在制造过程中某些区域施工比较困难，需要一次涂装能达较高的膜厚，故往往需要厚酯型涂料。

（4）船舶的水下部位往往要进行阴极保护，因此用于船体水下部位的涂料需要有较好的耐电位性、耐碱性。以油为原料或以油改性的涂料易产生皂化作用，因而不适合制造船底涂料。

（5）船舶从防火安全角度出发，要求机舱内部、上层建筑内部的涂料不易燃烧，且燃烧时不会放出过量的烟，因此硝基漆、氯化橡胶均不适合船舶舱内装饰涂料。

五、船舶漆的分类

船舶漆可根据其基料类型、使用部位、作用特点、施工方式等不同而进行分类。目前比较通用的分类情况见表4-1。

表4-1　船舶漆分类情况

名　称		涂料类型	备　注
车间底漆		1. 磷化底漆（聚乙烯醇缩丁醛树脂）； 2. 环氧富锌底漆； 3. 环氧铁红底漆； 4. 无机硅酸锌底漆	
水线以下涂料	船底防锈漆	1. 沥青和船底防锈漆； 2. 船底防锈漆； 3. 乙烯树脂类船底防锈漆（氟醋三元共聚树脂）； 4. 环氧沥青船底防锈漆	1、2两项常以沥青改性
	船底防污漆	1. 溶解型（沥青、松香、氧化亚铜）； 2. 接触型（乙烯树脂、丙烯酸树脂与氧化亚铜）； 3. 扩散型（乙烯树脂、丙烯酸树脂与松香、有机锡）； 4. 自抛光型（有机锡高聚物）	
水线以上涂料	船用防锈漆	1. 铁红防锈漆（醇酸树脂、酚醛树脂、环氧酯）； 2. 云铁防锈漆（油基、酚醛树脂、环氧树脂、环氧酯）； 3. 铬酸盐防锈漆（油基、醇酸树脂、环氧酯、酚醛树脂）	2项常加入铝粉
	船壳漆	1. 醇酸船壳漆； 2. 丙烯酸树脂船壳漆； 3. 聚酯树脂船壳漆； 4. 乙烯树脂船壳漆； 5. 环氧树脂船壳漆	船壳漆主要用于船舶干舷、上层建筑外部和室外船装件

表 4 - 1（续）

名　称		涂料类型	备　注
水线以上涂料	甲板漆	1. 醇酸、酚醛甲板漆； 2. 环氧甲板漆； 3. 甲板防滑漆	
	货舱漆	1. 银舱漆（油基、醇酸树脂）； 2. 环氧货舱漆； 3. 环氧沥青漆	3 项常用于货/压载水舱； 3 项用于谷物舱，应采用漂白型环氧沥青漆
	舱室面漆	1. 水性涂料； 2. 醇酸磁漆	用于机舱、上层建筑内部
液舱涂料	压载水舱涂料	环氧沥青漆	
	饮水舱除料	1. 漆酚树脂漆； 2. 环氧漆	
	油舱漆	1. 石油树脂漆； 2. 环氧沥青漆； 3. 环氧树脂漆； 4. 聚氨酯树脂漆； 5. 无机锌涂料	1. 适用于燃油舱； 2. 适用于原油船货油舱； 3. 常以酚醛树脂改性 3、4、5 项适用于成品油船货油舱

此外，根据基料类型的不同，船舶涂料还划分为常规涂料和高性能涂料两类。

以醇酸树脂、酚醛树脂及一些天然树脂为基料的船舶涂料，是早期发展和应用的涂料，称为常规涂料。而以各种耐水性好、耐化学性好的合成树脂为基料的船舶涂料，是近年来不断发展和日益得以广泛应用的涂料，称为高性能涂料。

第二节　船舶涂装作业过程产生的职业病危害因素

一、职业病危害因素识别

涂装工艺种类繁多，常用的涂料种类与溶剂品种更多。因此，不同涂装工作场所存在的职业病危害因素可能相差较大。在实际工作中应根据以下几个方面进行综合识别。

（一）涂料的化学组成

涂装过程中产生的化学毒物几乎都是来自涂料本身，其中绝大多数又来自涂料中的溶剂。涂料中油脂类和树脂类主要成分多属无毒或低毒物质，并且不挥发、不污染工作环境。而溶剂类多数挥发速度快，在喷涂过程中给工作场所带来污染。因此，在化学毒物识别时，应重点关注所用涂料中溶剂的化学组成、含量和挥发性。

首先可以从产品说明书内容、产品性状和气味等方面进行初步识别。对成分不清或怀疑含有某种高毒物质的产品，可以使用气相色谱进行采样定量分析，或用气相色谱－质谱联测仪进行定性定量分析。

常见的化学毒物有苯、甲苯、二甲苯、溶剂汽油、丙酮、丙醇、丁醇、醋酸丁酯、醋酸乙酯等。另外，还应关注涂料中颜料的毒性。如涂料中添加了含铅、含铬或含镉的颜料，则存在铅、铬、镉的危害。

苯作为单独的溶剂已很少使用，但常作为甲苯和二甲苯等有机溶剂的杂质和溶剂汽油的组分存在于涂料中，其职业病危害仍不可小视。

一般无溶剂涂料比水溶性涂料危害较小，水溶性涂料又比有机溶剂涂料毒性大。

（二）涂装工艺

涂装设备本身也可能存在一些职业病危害因素。如静电喷涂，一方面减少了漆雾的浪费和职业危害，另一方面又产生了电磁辐射的职业危害；高压无气喷涂设备和压缩空气喷涂设备产生高强度的噪声；烘烤漆膜装置产生高温和热辐射等。

一般压缩空气喷涂产生的漆雾和有机溶剂污染最大，淋涂和刷涂次之，静电喷涂和高压无气喷涂产生的漆雾和有机溶剂污染较小，流化床涂覆和静电喷粉产生的污染最少。

二、涂装作业产生的职业病危害因素及其危害

（一）涂装作业有毒物质的产生和扩散规律

目前国内造船行业涂装作业主要在分段涂装车间进行，涂装车间在进行涂装作业时产生的有毒物质主要由两部分组成：一是悬浮状的漆雾和涂料粉末；二是油漆产生的废气，主要包含甲苯、二甲苯、乙酸丁酯等有毒物质。

1. 毒物来源与产生原因分析

涂料是一种材料，它可以用不同的施工工艺涂覆在物件表面，形成黏附牢固、具有一定强度、连续的薄膜、涂膜，或称漆膜、涂层。这层薄膜具有保护功能（防腐、防水、防油、耐化学品、耐光、耐温等）、装饰功能（颜色、光泽、图案和平整性等）、其他功能（标记、防污、绝缘等）。涂料主要由 4 部分组成：成膜物质、颜料、溶剂、助剂。成膜物质主要是各类合成树脂。溶剂指水、无机化合物和有机化合物，它能将涂料中的成膜物质溶解或分散为均匀的液态。溶剂有的是涂料制造时加入，有的是使用时加入。助剂包括消泡剂、润湿剂、防流挂、防沉降、催干剂、增塑剂、防霉剂等，它可对涂料或涂膜某一特定方面的性能起改进作用，它在涂料成膜后存在涂膜中。施工时，溶剂从涂料中挥发出来，是毒物的主要来源之一；喷漆时，还会形成大量"飞漆"，是毒物危害的重要来源。

在进行船舶分段喷漆作业时，高浓度油漆和溶剂在压缩空气的作用下，通过喷枪将漆均匀地喷涂在工件上。同时，油漆和溶剂从喷枪中高速喷出时，诱导周围的空气流动，加上工作点的不断变换，油漆又与工件周围的空气大量混合，在喷漆反弹气流及车间内横向气流作用下，漆雾呈无序发散，使 30% ~ 50% 的油漆散布在空气中形成了漆雾，其浓度少则几十毫克/立方米，多则几千毫克/立方米。

2. 漆雾扩散规律研究

在涂装车间内没有设置机械通风装置时，喷漆过程产生的漆雾和有害气体自然扩散。喷枪喷射出的漆雾一部分附着在涂装工件上，其余部分以射流状反弹到空气中。当送风速度达到某一值时，反弹漆雾与送风气流相互作用形成的气流在操作人员呼吸区下方，即操

作人员呼吸区为新鲜空气，该风速通常设为 $0.2 \sim 0.5$ m/s。从安全、经济的角度考虑，设计时应使送风速度大于该风速（控制风速）。污染源控制效果取决于送风系统在操作人员呼吸区能否达到所需的控制风速。

喷涂工人作业时的污染区如图 4-3 所示，新鲜空气和污染空气的分界线随着送风速度的增加而逐渐向下弯曲。当送风系统停止运行时，反弹气流污染区域为 "$T7BCAT$" 区域。随着送风速度逐渐增加，其污染区域逐渐缩小。当反弹气流分界线在 N 点下方时则为有效控制区，即 "$T4BCAT$" 区域。

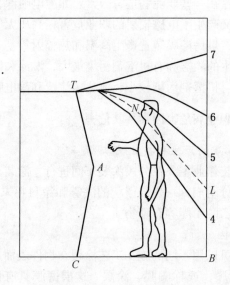

图 4-3　喷涂工人作业时的污染区

（二）涂装作业产生的主要有毒物质的危害

1. 苯

毒性：苯在生产环境中以蒸气形式由呼吸道进入人体，经皮肤吸收量很少。苯进入体内后，主要分布于含脂质较多的组织和器官中。一次大量吸入高浓度的苯，大脑、肾上腺与血液中的含量最高；中等量或少量长期吸入时，骨髓、脂肪和脑组织中含量较多。

在船舶制造工业，苯作为油漆的稀释剂，在调漆、喷漆和补漆过程中可接触到苯。职业接触限值：PC-TWA，6 mg/m³；PC-STEL，10 mg/m³。

2. 甲苯

毒性：可经呼吸道、皮肤和消化道吸收。吸收后主要分布在含脂丰富的组织，以脂肪组织、肾上腺最多，其次为骨髓、脑和肝脏。大鼠经口 LD_{50}：636 mg/kg；大鼠吸入 LC_{50}：49 mg/m³，4 h。高浓度甲苯主要对中枢神经系统产生麻醉作用；对皮肤黏膜的刺激作用较苯为强，皮肤接触可引起皮肤红斑、干燥、脱脂及皲裂等，甚至出现结膜炎和角膜炎症状；纯甲苯对血液系统的影响不明显。

在船舶制造工业，甲苯作为油漆的稀释剂，在调漆、喷漆和补漆过程中可接触到甲苯。职业接触限值：PC – TWA，50 mg/m³；PC – STEL，100 mg/m³。

3. 二甲苯

毒性：可经呼吸道、皮肤和消化道吸收。吸收后主要分布在含脂丰富的组织，以脂肪组织、肾上腺最多，其次为骨髓、脑和肝脏。大鼠经口 LD_{50}：4300 mg/kg；大鼠吸入 LC_{50}：23g/m³，4 h。高浓度二甲苯主要对中枢神经系统产生麻醉作用；对皮肤黏膜的刺激作用较苯为强，皮肤接触可引起皮肤红斑、干燥、脱脂及皲裂等，甚至出现结膜炎和角膜炎症状；纯二甲苯对血液系统的影响不明显。

在船舶制造工业，二甲苯作为油漆的稀释剂，在调漆、喷漆和补漆过程中可接触到二甲苯。职业接触限值：PC – TWA，50 mg/m³；POSTEL，100 mg/m³。

4. 乙苯

毒性：可经呼吸道、皮肤吸收。大鼠经口 LD_{50}：3500 mg/kg；兔经皮 LD_{50}：17800 mg/kg。

在船舶制造工业，乙苯作为油漆的稀释剂，在调漆、喷漆和补漆过程中可接触到。职业接触限值：PC – TWA，100 mg/m³；PC – STEL，150 mg/m³。

三、有毒物质的检测方法与职业接触限值

（一）有毒物质的检测方法

涂装作业过程中产生的职业病危害因素有苯、甲苯、二甲苯、乙苯、溶剂汽油、丙酮、丙醇、丁醇、醋酸丁酯、醋酸乙酯等。苯、甲苯、二甲苯是主要的职业病危害因素。

苯、甲苯、二甲苯的检测方法参见《工作场所空气有毒物质测定　混合烃类化合物》（GBZ/T 160.40—2004）、《工作场所空气有毒物质测定　芳香烃类化合物》（GBZ/T 160.42—2007）。

（二）有毒物质的职业接触限值

《工作场所有害因素职业接触限值　第 1 部分：化学有害因素》（GBZ 2.1—2010）规定工作场所空气中相关有毒物质职业接触限值见表 4 – 2。

表 4 – 2　工作场所空气中相关有毒物质职业接触限值　　　　　　mg/m³

有毒物质名称	最高容许浓度（MAC）	短时间接触容许浓度（PC – STEL）	时间加权平均容许浓度（PC – TWA）
苯	—	10	6
甲苯	—	100	50
二甲苯	—	100	50

四、有毒物质的职业健康监护

《职业健康监护技术规范》（GBZ 188—2014）规定苯、甲苯和二甲苯的职业健康体检具体要求如下。

（一）苯

1. 上岗前职业健康检查

职业禁忌证：血常规检出有如下异常者，白细胞计数低于 4×10^9 个/L 或中性粒细胞低于 2×10^9 个/L，血小板计数低于 8×10^{10} 个/L，造血系统疾病。

（1）症状询问：重点询问神经系统和血液系统症状，如头痛、头晕、乏力、失眠、多梦、记忆力减退、皮肤黏膜出血、月经异常等。

（2）体格检查：内科常规检查。

（3）实验室和其他检查：必检项目为血常规、尿常规、血清 ALT、心电图、肝脾 B 超。

2. 在岗期间职业健康检查

（1）症状询问：重点询问神经系统和血液系统症状，如头痛、头晕、乏力、失眠、多梦、记忆力减退、皮肤黏膜出血、月经异常等。

（2）体格检查：内科常规检查。

（3）实验室和其他检查：必检项目为血常规（注意细胞形态及分类）、尿常规、血清 ALT、心电图、溶血试验、肝脾 B 超。选检项目为尿反 – 反黏糠酸、尿酚、骨髓穿刺。

（4）健康检查周期：1 年。

3. 应急健康检查

（1）症状询问：重点询问短期内大量苯的职业接触史及头晕、头痛、恶心、呕吐、烦躁、步态蹒跚等症状。

（2）体格检查：内科常规检查，神经系统检查，运动功能、病理反射检查，眼底检查。

（3）实验室和其他检查：必检项目为血常规、尿常规、心电图、肝功能、肝脾 B 超，选检项目为尿反 – 反黏糠酸、尿酚、脑电图、头颅 CT 或 MRI。

4. 离岗时职业健康检查

检查内容同在岗期间职业健康检查。

5. 法定职业病及诊断标准

法定职业病：职业性慢性苯中毒、职业性苯所致白血病。

诊断标准：《职业性苯中毒的诊断》（GBZ 68—2013）、《职业性肿瘤诊断标准》（GBZ 94—2002）。

6. 治疗与康复

急性中毒：迅速将中毒者移至空气新鲜处，立即脱去被苯污染的衣服，用肥皂水清洗被污染的皮肤，注意保暖。急性期应卧床休息。急救原则与内科处理原则相同，可用葡萄糖醛酸，忌用肾上腺素。

慢性中毒：无特效解毒药，治疗根据造血系统损害所致血液疾病对症处理。可用有助于造血功能恢复的药物，并给予对症治疗。再生障碍性贫血或白血病的治疗原则同内科。工人一经确定诊断，即应调离接触苯及其他有毒物质的工作。

（二）甲苯

1. 职业健康检查

参照苯的职业健康检查执行。

2. 法定职业病及诊断标准

法定职业病：职业性急性甲苯中毒。

诊断标准：《职业性急性甲苯中毒诊断标准》（GBZ 16—2002）。

3. 治疗与康复

急性中毒：迅速将中毒者移至空气新鲜处，急救同内科处理原则。可给葡萄糖醛酸或硫代硫酸钠以促进甲苯的排泄。病情恢复后，一般休息 3 ~ 7 天可恢复工作，较重者可适当延长休息时间，痊愈后可恢复工作。

慢性中毒：主要是对症治疗。轻度中毒患者治愈后可恢复原工作；重度中毒患者应调离原工作岗位，并根据病情恢复情况安排休息或工作。

（三）二甲苯

1. 职业健康检查

参照苯的职业健康检查执行。

2. 法定职业病及诊断标准

法定职业病：职业性急性二甲苯中毒、职业性化学性眼部灼伤。

诊断标准：《职业性急性甲苯中毒诊断标准》（GBZ 16—2002）、《职业性化学性眼灼伤诊断标准》（GBZ 54—2002）。

3. 治疗与康复

急性中毒：迅速将中毒者移至空气新鲜处，急救同内科处理原则。可给葡萄糖醛酸或硫代硫酸钠以促进甲苯的排泄。病情恢复后，一般休息 3 ~ 7 天可恢复工作，较重者可适当延长休息时间，痊愈后可恢复工作。

慢性中毒：主要是对症治疗。轻度中毒患者治愈后可恢复原工作；重度中毒患者应调离原工作岗位，并根据病情恢复情况安排休息或工作。

第三节　涂装作业有毒物质防护技术

船舶制造行业职业病危害防控工作应坚持"预防为主、防治结合、源头控制、过程可控、综合治理、持续改进"的原则，优先选择有利于职业病防治和保护劳动者健康的技术、工艺、设备和材料，应采用有效的职业病防护设施，并为劳动者提供个人使用的职业病防护用品，减少职业病危害因素对劳动者健康的损害或影响，保护劳动者健康。

一、概述

船舶制造企业应针对生产过程中存在的粉尘、化学毒物、噪声、高温、电磁辐射等职业病危害因素，采取综合控制措施，尽量使职业病危害因素的浓度、强度符合国家职业卫生标准要求，控制职业病危害因素对劳动者的健康损害。

船舶制造建设项目，其职业病危害防护设施应与主体工程同时设计、同时施工、同时投入生产和使用。

企业选址须依据我国现行卫生、安全生产和环境保护等法律法规、标准的要求，结合建设地点现状与当地的整体规划、水文、地质、气象等因素，考虑建设项目职业病危害因素的危害状况对环境的影响，避开自然疫源地，避开可能产生或存在危害健康的场所和设施，进行综合分析后确定。

企业总体布局应明确功能分区，结合企业性质、规模、生产流程、交通运输、场地自然条件、技术经济条件等合理布局。生产区宜选在大气污染物扩散条件好的地段，布置在当地全年最小频率风向的上风侧。分期建设项目宜一次整体规划，使各单体建筑均在其功能区内有序合理，避免分期建设时破坏原功能分区。在满足主体工程需要的前提下，宜将可能产生严重职业病危害因素的设施远离产生一般职业病危害因素的其他设施，应将车间按有无危害、危害的类型及危害浓度（强度）分开，在产生职业病危害因素的车间与其他车间及生活区之间宜设一定的卫生防护绿化带等。

在工艺设计选择方面，应从工艺本身特性、原辅材料出发，结合安全和环保相关要求，选用先进的工艺设备，优先采用机械化和自动化，尽量减少直接人工操作。设备和管道采取有效的密闭措施，减少职业病危害因素的泄漏、逸散等造成对工作场所的污染，从而减少或避免工人接触职业病危害因素的机会。

二、涂装作业有毒物质作业的关键控制点

船舶制造过程化学毒物作业的职业病危害关键控制点见表4-3。

表4-3　船舶制造过程化学毒物作业的职业病危害关键控制点

生产车间	关键控制岗位	控制措施
船坞、总组平台	补漆	1. 加强整体通风和局部通风； 2. 选择现场风向的上风侧作业； 3. 控制作业时间； 4. 正确选用和佩戴个人防护用品
喷涂车间	调漆、喷漆、补漆	1. 工艺自动化和机械化； 2. 加强整体通风； 3. 控制作业时间； 4. 正确选用和佩戴个人防护用品

三、防毒控制技术措施

（一）工艺改进措施

1. 原辅料工艺改革

在船舶制造过程中，喷涂原料和辅助材料应该尽量采用无毒或低毒物质。用无毒物料代替有毒物料，用低毒物料代替高毒或剧毒物料，是消除毒性物料危害的有效措施。如油漆稀释剂采用低毒物稀释剂，杜绝含苯的油漆涂料等。

2. 采用危害性小的工艺

多采用自动化程度较高的涂装工艺，减少作业人员接触有毒物质的时间。

3. 生产工艺合理布局

生产工艺的布置不仅要满足生产上的需要，而且应符合职业卫生要求。有毒物逸散的作业，应根据毒物的性质、浓度和接触人数等对作业区实行区分隔离。毒物发生源应布置在下风侧。

（二）工程技术措施

目前，通过卫生工程技术手段来预防控制毒物对作业人员的损害，在某些职业病危害防治方面收到了很好的实效。工程技术防护措施主要通过通风排毒来实现。在有毒物质生产过程中，密闭的生产设备仍有有毒气体逸出时，就要采取通风排毒措施来防毒，通风排毒的方法主要有全面通风和局部排风。其中以局部排风的效果最好、最为常用。

1. 全面通风

全面通风是用大量新鲜空气将整个车间空气中的有毒气体冲淡到国家卫生标准规定的接触限值以内，以维持工作场所内良好的工作环境。全面通风多用于毒源不固定、毒物扩散面积较大，或虽实行了局部通风，但仍有少量有毒气体散逸的车间或场所。全面通风只适用于低浓度有害气体、有害气体散发量不大或操作人员离毒源比较远的情形。气流组织是否合理、换气量或换气次数是否足够关系到全面通风效果的好坏。

（1）气流组织。全面通风效果的好坏，很大程度上取决于工作场所内气流组织是否合理。工作场所内的气流组织，靠设置在一定位置上的送风口和排风口来实现。工作场所内送风口应设在有害物质含量较小的区域，排风口则应尽量布置在有害物产生源附近或有害物含量最高区，以便最大限度地把有害物质从工作场所内排出。送风口和排风口的相互位置，一般有下送上排、上送下排以及上送上排 3 种，每种形式中的送排风口又可布置在工作场所同侧或对侧。

（2）换气量。换气量是将工作场所内某种有害气体的浓度稀释到不超过国家卫生标准规定的限值时所需要的最少风量。当大气中含有有害气体或蒸气时，送入工作场所空气中有害气体或蒸气含量不应该超过国家职业卫生标准规定的有害气体职业接触限值的30%。

在进行换气量计算时尤其应注意，当数种溶剂（苯及其同系物、醇类、醋酸酯类）的蒸气同时放散在工作场所空气中时，全面通风换气量应按各种气体分别稀释至最高容许含量所需要的空气量的总和计算。除上述有害物质的气体和蒸气外，其他有害物质同时放散于工作场所空气中时，通风量仅按需要空气量最大的有害物质计算。

（3）换气次数。当缺乏确切资料而无法计算工作场所内放散的有害物量时，全面通风所需换气量，可按同类工作场所的换气次数，用经验方法确定。

2. 局部排风

局部排风就是把有毒气体罩起来、排出去，也就是把有毒气体直接从它的发生源抽走，所以能够做到消耗风量小、排毒效果好，还便于有毒气体的净化和回收。用于排毒的局部排风系统与通风除尘系统相似，由排风罩（吸气罩）、风道、净化器、风机和排气筒组成。采用局部排风系统也应在达到排毒要求的前提下，尽可能减少排风量，这样有利于净化回收，节省净化回收设备的投资及运行费。船舶制造中电焊作业常采用局部排风系统。

　　与通风除尘系统一样，吸气罩是局部排毒系统的重要组成部分，目的是把作业地点产生的有害、有毒气体吸至罩内。对吸气罩的设计原则和要求与吸尘罩相类似，仍是形式适宜、位置正确、风量适中、强度足够、检修方便。在不妨碍操作的前提下，吸气罩口应尽量接近有毒有害气体发生源，以保证取得良好的吸气效果。常用的吸气罩有排毒柜、伞形罩等。

第五章 高温危害及其防护技术

第一节 概 述

在热环境下从事的作业，统称为高温作业，国家职业卫生标准中关于高温作业的定义为：工作场所中有生产性热源，其散热量大于 23 W/（m³·h） 或 84 kJ/（m³·h） 的车间；或当室外实际出现本地区夏季通风室外计算温度时，工作场所的气温高于室外 2 ℃或 2 ℃以上的作业。在地球表面和大气中，热量唯一的来源是太阳辐射，而生产场所则主要来自各种发热设备。各种来源的热除传导、对流的方式使空气加热之外，还通过辐射的方式使周围物体加热，扩大了加热空气的表面，使环境表面温度不断升高，形成热环境。

第二节 高温作业分类及危害

一、基本概念

高温作业：有高气温，或有强烈的热辐射，或伴有高气湿相结合的异常气象条件，WBGT 指数超过规定限值的作业。

WBGT 指数：又称湿球黑球温度指数，是综合评价人体接触作业环境热负荷的一个基本参量，单位为℃。

接触时间率：劳动者在一个工作日内实际接触高温作业的累计时间与 8 h 的比率。

本地区室外通风设计温度：近 10 年本地区气象台正式记录每年最热月的每日 13—14时的气温平均值。

二、高温作业的类型

根据车间或工作地点气象条件的特点，一般将高温作业分为以下 3 种类型：

（1）高温高辐射作业：如冶金工业的炼焦、炼铁、炼钢等车间，机械铸造工业的铸造、锻造、热处理等车间。这些场所气温高、热辐射强度大，而相对湿度较低，形成干燥环境。

（2）高温、高湿作业：如造纸、纺织、印染工业中的蒸煮作业。其特点是高气温、高湿，而热辐射强度不大，主要是由于生产过程中产生大量水蒸气或生产上要求车间内保持较高的相对湿度所致。

（3）夏季露天作业：如建筑、搬运、露天采矿等，其气温和热辐射主要来源于太阳辐射和地表被加热形成的二次辐射源。

三、中暑

中暑是高温环境下发生的急性疾病，是热射病、热痉挛、热衰竭、日射病的总称。

（1）热射病：这是最严重的一类中暑，病情危急，死亡率较高。一般认为主要是由于机体的产热和获热超过了散热，引起体内蓄热，温度不断升高所致。临床表现的点是高温及中枢神经系统症状。

（2）热痉挛：由于高温作业大量出汗，水盐丢失而未及时补充，造成体内水和电解质平衡失调所致。临床表现特征为严重的肌肉痉挛，疼痛。痉挛从小腿部肌肉开始，向上肢及腹部肌肉扩展，发病前大量出汗，口渴、尿少。患者体温多正常，神志清醒，轻者可以继续工作，重者剧痛难忍。

（3）热衰竭：又称热晕厥、热虚脱，发生的机制不大明确，一般认为，热引起外周血管扩张和大量失水造成循环血量减少而颅内供血不足所致。临床表现征兆为起病迅速、头晕、头痛、心悸、恶心呕吐，面色苍白，多汗，皮肤湿冷，脉搏稍弱，血压下降随之昏厥。一般不引起循环衰竭。

（4）日射病：由于太阳辐射或强烈的热辐射直接作用于无防护的头部，使颅内受热而温度升高，脑膜和脑组织充血而引起。临床表现为呕吐、头晕、眼花、兴奋不安、意识丧失。

四、职业接触机会及接触限值

船舶制造过程中，各种焊接作业可产生局部高温；夏季高温天气进行露天作业可接触夏季高温。

1. 职业接触限值

接触时间率100%，体力劳动强度为Ⅳ级，WBGT指数限值为25 ℃；劳动强度分级每下降一级，WBGT指数限值增加1~2 ℃；接触时间率每减少25%，WBGT限值指数增加1~2 ℃。本地区室外通风设计温度大于30 ℃的地区，以上规定的WBGT指数相应增加1 ℃。

2. 健康危害与临床表现

环境温度过高、湿度大、风速小、劳动强度过大、劳动时间过长可引起中暑，按发病机理的不同可分为热射病、热痉挛和热衰竭。

（1）热射病：人在热环境下，散热途径受阻，体温调节机制失调所致。其临床特点是在高温环境中突然发病，体温升高可达40 ℃以上，开始时大量出汗，以后出现无汗，并可伴有干热和意识障碍、嗜睡、昏迷等中枢神经系统症状。

（2）热痉挛：由于大量出汗，体内钠、钾过量丢失所致。主要表现为明显的肌肉痉挛，伴有收缩痛。

（3）热衰竭：本病发病机理尚不明确，多数认为在高温高湿环境下，皮肤血流的增加不伴有内脏血管收缩或血容量的相应增加，因此不能足够代偿，致脑部暂时供血减少而晕厥。先有头昏、头痛、心悸、出汗、恶心、呕吐、皮肤湿冷、面色苍白、血压短暂下降，继而晕厥，体温不高或稍高。

3. 职业健康检查

1）上岗前职业健康检查

职业禁忌证：未控制的高血压、慢性肾炎、未控制的甲状腺功能亢进、未控制的糖尿病、全身瘢痕面积大于 20%、癫痫。

（1）症状询问：重点询问有无心血管系统、泌尿系统及神经系统症状等。

（2）体格检查：内科常规检查，重点进行心血管系统检查。

（3）实验室和其他检查：必检项目为血常规、尿常规、血清 ALT、心电图、血糖，选检项目为有甲亢病史可检查血清游离甲状腺素（FT4）、血清游离三碘甲腺原氨酸（FT3）、促甲状腺激素（TSH）。

2）在岗期间职业健康检查

检查内容同上岗前职业健康检查。

健康检查周期：1 年，应在每年高温季节到来之前进行。

3）应急健康检查

（1）症状询问：重点询问头痛、头昏、胸闷、心悸、多汗、高热、少尿或无尿等症状，观察神志情况等。

（2）体格检查：内科常规检查，重点检查体温、血压、脉搏；神经系统常规检查。

实验室和其他检查：必检项目为血常规、尿常规、血电解质、肾功能。

4. 法定职业病及诊断标准

法定职业病：职业性中暑。

诊断标准：《职业性中暑诊断标准》（GBZ 41—2002）。

5. 治疗与康复

中暑主要依据其发病机制和临床症状进行对症治疗，体温升高者应迅速降低体温。轻症中暑时应迅速使患者离开高温作业环境，到通风良好的阴凉处安静休息，给予含盐清凉饮料，必要时用葡萄糖生理盐水静脉滴注。重症中暑时应迅速采取降低体温、维持循环呼吸功能的措施，必要时应纠正水、电解质平衡紊乱。

对中暑患者及时进行对症处理，一般可很快恢复，不必调离原作业。若因体弱不宜从事高温作业，或有高温作业禁忌证者，应调换工种。

第三节　高温的测量

一、测量参数

测量参数包括 WBGT 指数、接触时间率，体力劳动强度等。

WBGT 指数是评价高温作业的主要参数，它综合考虑了气温、气湿、气流和辐射热 4 个因素。

二、测量仪器

（一）测量高温使用的仪器

测量仪器包括 WBGT 指数测定仪、通风干湿球温度计、风速仪、定向辐射热计等。

其中，WBGT 指数测定仪的测量范围应为 21~49 ℃，可用于直接测量。

（二）仪器使用方法

使用干球温度计（测量范围为 10~60 ℃）、自然湿球温度计（测量范围为 5~40 ℃）、黑球温度计（直径 150 mm 或 50 mm 的黑球，测量范围为 20~120 ℃）。将 3 个温度计呈同一平面固定在三脚架上，等腰形夹角 60°，每个温度计间距小于 30 cm，分别测量 3 种温度。通过下列公式计算得到 WBGT 指数：

$$室外\ WBGT = 湿球温度×0.7 + 黑球温度×0.2 + 干球温度×0.1$$

$$室内\ WBGT = 湿球温度×0.7 + 黑球温度×0.3$$

（三）辅助器材

辅助器材包括三脚架、线缆、蒸馏水、吸管。

三、测量方法

测量方法参见《工作场所物理因素测量 第 7 部分：高温》（GBZ/T 189.7—2007）。

（一）现场调查

（1）了解每年或工期内最热月份工作环境温度变化幅度和规律。

（2）了解工作场所的面积、空间、作业和休息区域划分以及隔热设施、热源分布等一般情况，绘制简图。

（3）工作流程包括生产工艺、加热温度和时间、生产及作业方式等。

（4）进行工时记录，包括工作路线、在工作地点停留时间、频度及持续时间等。

（二）测量前准备

（1）测量前应按照仪器使用说明书进行校正，并检查电量是否充足。

（2）确定湿球温度计的储水槽注入蒸馏水，确保棉芯干净并且充分浸湿，注意不能加自来水。保证棉芯浸入水槽中，棉芯不得与其周边接触。

（3）读数前或者加水后，需要 10 min 稳定时间。

（三）测点数量确定

（1）工作场所无生产性热源，选择 3 个测点，取平均值；存在生产性热源，选择 3~5 个测点，取平均值。

（2）工作场所被隔离为不同热环境或通风环境，每个区域内设置 2 个测点。取平均值。

（四）测点位置确定

（1）测量应包括作业温度最高和通风最差的作业岗位和操作工人的高温接触情况。

（2）劳动者工作是流动的，在流动范围内，相对固定工作地点分别进行测量，计算时间加权 WBGT 指数。

（3）测量高度：立姿作业为 1.5 m，坐姿作业为 1.1 m。作业人员实际受热不均匀时，应分别测量头部、腹部和踝部。立姿作业为 1.7 m、1.1 m 和 0.1 m 处，坐姿作业为 1.1 m、0.6 m 和 0.1 m。WBGT 指数的平均值计算公式如下：

$$WBGT = \frac{WBGT_{头} + 2×WBGT_{腹} + WBGT_{踝}}{4}$$

式中 WBGT——WBGT 指数平均值;

WBGT$_{头}$——测得头部的 WBGT 指数;

WBGT$_{腹}$——测得腹部的 WBGT 指数;

WBGT$_{踝}$——测得踝部的 WBGT 指数。

（五）测量时间

（1）原则上应在室外温度达到或超过夏季通风室外计算温度时进行测量。常年从事高温作业，在夏季最热季节测量;不定期接触高温作业，在工期内最热月测量;从事室外作业，在最热月晴天有太阳辐射时测量。

（2）作业环境热源稳定时，每天测 3 次，工作开始后及结束前 0.5 h 分别测 1 次，工作中测 1 次，取平均值。如在规定时间内停产，测定时间可提前或推后。

（3）工作日内作业环境热源不稳定，热强度随时间变化较大时，分别测量并计算时间加权平均 WBGT 指数。

（4）测量持续时间取决于测量仪器的反应时间。

（六）测量条件

（1）测量应在正常生产情况下进行。

（2）测量期间避免受到人为气流影响。

（3）WBGT 指数测定仪应固定在三脚架上，同时避免物体阻挡辐射热或者人为气流干扰，测量时不要站立在靠近设备的地方。

（4）环境温度超过 60 ℃，可使用遥测方式，将主机与温度传感器分离。

（七）时间加权 WBGT 指数计算

在热强度变化较大的工作场所，或工人在热强度不同的区域流动作业时，应按下式计算时间加权平均 WBGT 指数:

$$\overline{WBGT} = \frac{WBGT_1 \times t_1 + WBGT_2 \times t_2 + \cdots + WBGT_n \times t_n}{t_1 + t_2 + \cdots + t_n}$$

式中 $\overline{WBGT}$——时间加权平均 WBGT 指数;

t_1、$t_2 \cdots t_n$——工作人员在第 1、2…n 个工作地点实际停留的时间;

$WBGT_1$、$WBGT_2 \cdots WBGT_n$——时间 t_1、$t_2 \cdots t_n$ 时的测量值。

（八）测量记录

测量记录应该包括测量日期、测量时间、气象条件（温度、相对湿度）、测量地点（单位、厂矿名称、车间和具体测量位置）、测量仪器型号、测量数据、测量人员等。

第四节 高温防护技术

一、技术措施

（1）工艺设计的流程宜使操作人员远离热源，同时根据其具体条件采取必要的隔热降温措施。

（2）热加工厂的平面布置应呈"L"形或"II"形，或"III"形。开口部分应位于夏季主导风向的迎风面，而各翼的纵轴与主导风向呈0°~45°夹角。

（3）高温厂房的朝向，应根据夏季主导风向对厂房能够形成穿堂风或者增加自然通风风压的作用确定。厂房的迎风面与夏季主导风向宜呈60°~90°夹角，最小也不应小于45°夹角。

（4）热源的布置应尽量布置在车间外面，采用热压为主的自然通风时，热源尽量布置在天窗的下面；采用穿堂风为主的自然通风时，热源尽量布置在夏季主导风向的下风侧；热源的布置应便于采用各种有效的隔热措施和降温措施。

（5）热车间应设有避风的天窗，天窗和侧窗应便于开关和清扫。

（6）夏季自然通风用的进气窗其下端距地面不应高于1.2 m，以便空气直接吹向工作地点。冬季自然通风用的进气窗其下端一般不低于4 m，如低于4 m时，应采取防止冷风吹向工作地点的有效措施。

（7）自然通风应有足够的进风面积。产生大量热、湿气、有害气体的单层厂房的附属建筑物，占用该厂房外墙的长度不得超过外墙全长的30%，且不宜设在厂房的迎风面。

（8）产生大量热或逸出有毒物质的车间，在平面布置上应以其最大边为外墙。如四周均为内墙时，应采取措施向室内输送清新空气。

（9）当室外实际出现的气温等于本地区夏季通风室外计算温度时，车间内作业地带的空气温度应符合下列要求：散热量小于23 $W/(m^3 \cdot h)$ 的车间不得超过室外温度3 ℃，散热量为23~116 $W/(m^3 \cdot h)$的车间不得超过室外温度5 ℃，散热量大于116 $W/(m^3 \cdot h)$的车间不得超过室外温度7 ℃。

（10）车间作业地点夏季空气温度，应按车间内外温差计算。其室内外温度的限度，应根据实际出现的本地区夏季通风室外计算温度确定，不得超过表5-1的规定。

表5-1　车间内工作地点的夏季空气温度规定　　　　　　　　℃

夏季通风室外计算温度	22 及以下	23	24	25	26	27	28	29~32	33 及以上
工作地点与室外温差	10	9	8	7	6	5	4	3	2

（11）当作业地点气温大于或等于37 ℃时应采取局部降温和综合防暑措施，并减少接触时间。

（12）高温作业车间应设有工间休息室，保持室内气温25~27 ℃。

（13）特殊高温作业应有良好的隔热措施，热辐射强度应小于700 W/m^2，室内气温不应超过28 ℃。

（14）工艺上以湿度为主要要求的空气调节车间内，空气湿度应符合表5-2的规定。

表5-2　空气调节厂房内不同湿度下的温度要求

相对湿度/%	50	60	70	80
温度/℃	30	29	28	27

（15）高温作业地点采用局部送风降温措施时，带有水雾的气流达到工作地点的风速应控制在 $3 \sim 5$ m/s，雾滴直径应小于 100 μm；不带水雾的气流达到工作地点的风速，轻作业应控制在 $2 \sim 3$ m/s，重作业应控制在 $4 \sim 6$ m/s。

（16）在炎热季节对高温作业工种的工人应供应含盐清凉饮料，饮料水温不宜高于 15 ℃。

二、卫生保健措施

在采取消除高温危害的技术措施和环境监控的基础上，必须对高温作业工人加强健康监护和个人防护、合理安排作息制度，供给必需的营养物质和耐热保健饮料等卫生保健措施，以提高工人的身体素质，控制和消除中暑，并减少高温对健康的远期作用。

三、组织措施

严格执行高温作业卫生标准，合理安排作息，进行高温作业前热适应锻炼。

第六章 噪声与振动危害及其防护技术

第一节 概 述

噪声是常见的生产性有害因素，随着生产建设的发展，机械化的生产规模不断扩大，噪声的污染和对人体的危害日益严重。强或持久的噪声会对人的正常生产生活造成影响，妨碍人的休息，分散工人的注意力，使人们的工作能力和工作效率下降，甚至危害身体健康，从而导致工伤事故、造成职业病。因此，了解噪声对人体的危害、对人生产生活的影响，继而认真地应对和治理噪声是十分有必要的。环境噪声主要包括城市的交通噪声、工厂噪声、建筑施工噪声以及商业、体育和文化娱乐场所的人群喧闹、家庭生活等造成的社会噪声。

噪声污染属于物理性污染，它与化学性污染、生物性污染有相同的地方，也有不同的地方。相同之处在于它们都危害人们的身体健康，这种危害有长期的遗留性，表现在能引起人们的慢性疾病、器质性病变及神经等系统的损害。不同的地方在于化学性污染、生物性污染是环境中有了有害物质和生物，或者是环境中的某些物质超过正常含量，是人类活动将某些有害的物质散布到环境中去产生的污染，当污染源排除以后，这些污染物质依然存在。而环境噪声的污染一般是局部性的、区域性的，同时在环境中不会有残余物质存在，在污染源停止运转后，污染也就立即消失。除此之外，声音在人们生活环境中是永远存在的，本身对人无害，是人们所必需的。只是在过强或过弱时，才造成污染。声音过强，会妨碍或危害到人的正常活动；而环境中长久没有任何声音，人们会感到恐怖，甚至会发狂。

振动与噪声控制技术就是减少噪声对人们生活的危害，控制噪声对人们的影响。

第二节 噪 声

从环境角度讲，影响人们工作、学习、休息的声音都称为噪声；从物理学角度讲，噪声是声体做无规则振动时发出的声音。噪声可分为交通噪声、生产性噪声、建筑施工噪声、社会生活噪声。

生产性噪声包括工作场所生产设施运行所产生（存在）的一切声音。生产过程中产生的声音由于频率和强度没有规律，因此听起来让人厌烦、不适，这种声音被称为生产性噪声。按照其来源，生产性噪声分为以下几种：①机械性噪声，指由机械的撞击、摩擦、转动所产生的噪声，如机床、电锯、球磨机等发出的声音；②流体动力性噪声，指气体压力或体积的突然变化或流体流动所产生的声音，如空气压缩机、通风机、喷射器等发出的声音；③电磁性噪声，指由于电机中交变力相互作用而产生的声音，如发电机、变压器发出的声音。

按照噪声随时间分布的不同，噪声又可分为连续性噪声和间断性噪声，其中，连续性噪声又可分为稳态性噪声和非稳态性噪声。声音持续时间小于 0.5 s 的，间隔时间大于 1 s 的，声压级别的变化大于 40 dB 的称为脉冲性噪声；声压波动小于 5 dB 的称为稳态性噪声。根据频率特征和频谱特征，又可将噪声分为低频噪声（主频小于 300 Hz）、中频噪声（主频处于 300~800 Hz）、高频噪声（主频大于 800 Hz）、窄频带噪声和宽频带噪声。

一、声强

声强 I 指单位时间内垂直于传播方向的单位面积上通过的声波能量，单位，W/m^2。

听阈声强为 $10~12\ W/m^2$。

痛阈声强为 $1\ W/m^2$。

声强级 L_I 指声强大小的对数量（级），单位为贝尔（bell）或分贝（dB）。

$L_I = 10 \lg I/I_0 (dB)$，其中 $I_0 = 10^{-12}\ W/m^2$，基准声强。

二、声压

声压 P 指由于声波振动而对介质（空气）产生的，垂直于声波传播方向上单位面积所承受的压力，单位为 Pa 或 N/m^2。

听阈声压为 20 μPa 或 $2 \times 10^{-5}\ N/m^2$。

痛阈声压为 20 Pa 或 $20\ N/m^2$。

正常人刚能听到的微弱声音的声压是 2×10^{-5} Pa，称为人耳的听阈；使人耳感觉疼痛的声压为 20 Pa，称为人耳的痛阈。考虑到人对声音响度感觉与声音强度的对数成比例，所以引用了声压比的对数来表示声音的强弱，即声压级。典型声压级见表 6-1。

声压级 L_P 指声压大小的对数量（级），单位为贝尔（bell）或分贝（dB）。

声强与声压的平方成正比，$L_I = 10 \lg I/I_0 = 10 \lg P^2/P_0^2 = 10 \lg (P/P_0)^2 = 20 \lg P/P_0 = L_P$。

表 6-1　典型声压级

声　源	压力/Pa	声压/dB
听力阈值	0.00002	0
安静的办公室	0.002	40
距正在响的闹钟 1 m 处	0.2	80
距运作的风钻 1.5 m 处（人耳高度）	6	110
距正在起飞的喷气式客机 25 m 处	200	140

三、频率

频率是单位时间内某事件重复发生次数的度量，在物理学中通常以 f 或 ν 表示，其国际单位为 Hz。

纯音：单一频率的声音。

复合音：由多个频率的声音组成的声音。

频谱：把组成复合音的各种频率由低到高进行排列而形成的连续频率谱。

频谱分析：对复合音进行频率组成及各频率强度的分析。

频带或频程：人为把声频范围（20~20000 Hz）划分成若干小的频段。

将可听声的频率范围划分为 10 段（10 个频段）：每段有一定宽度，但每段的宽度不同；每段各存在一个最高的和最低的频率，分别称为上限频率 $f_上$ 和下限频率 $f_下$。

倍频程：按照频率之间的倍比关系将声频划分为若干频段，$f_下/f_上=2$。

四、计权声级

计权声级一般有 A、B、C 3 种，它们是分别用设置有计权网络 A、B、C 的声学测量仪测得的噪声值，记做 dB(A)、dB(B)、dB(C)。

A 计权网络是模拟人耳 40 phon 等响曲线设计的，使接收的声音通过时，对于人耳不敏感的低频声有较大的衰减，中频衰减次之，高频不衰减。

B 计权网络是按 70 phon 等响曲线设计的，仅在低频段有一定衰减。

C 计权网络则仿效 100 phon 等响曲线，在整个可听频率范围内几乎无衰减。

在以上 3 种计权声级中，A 声级最能反映出人耳的听觉特性，目前使用广泛。

等效连续 A 计权声压级：在规定时间内，某一连续稳态的 A 计权声压，具有与时变的噪声相同的均方 A 计权声压，则这一连续稳态声的声级就是此时变噪声的等效声级。

8 h 等效声级：按 8 h 工作日规格化的等效连续 A 计权声压级，即一天实际工作时间内接触的噪声强度等效为工作 8 h 的等效声级。

40 h 等效声级：按额定每周工作 40 h 规格化的等效连续 A 计权声压级，即非每周 5 天工作制的特殊工作场所接触的噪声强度等效为每周工作 40 h 的等效声级。

第三节 振 动

一、机械振动

最简单的机械振动是自由振动。自由振动（也称简谐振动）是物体经过平衡位置所作的往复的周期性运动。它是一种假定仅在振动初始时刻有外力作用的振动。图 6-1 所示为一个自由振动系统，这个系统由一个重球和一个弹簧构成。

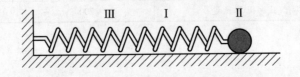

图 6-1 自由振动系统

在这里还要假定重球可视为质点，弹簧的弹性是均匀的，则该振动系统可视为质点振动系统。

由虎克定理可知，在弹性限度内，弹力与弹簧的伸长和压缩成正比。因此，当振动物体离开平衡位置，随着位移的增加，则弹簧的弹力也成正比增加，弹力的大小与位移的大小成正比，弹力方向与位移方向相反。设物体离开平衡位置的位移为 x，它在此位置上所受的弹力 F 可表示为 $F = -kx$。

式中，负号表示力和位移的方向相反。k 是弹簧的倔强系数，亦称弹性系数或劲度系数。它在数值上等于弹簧伸长或压缩单位长度时所产生的弹力。k 值越大，表示弹簧越"硬"，越不容易变形。有时用其倒数 C_M 来表示，$C_M = 1/k$，称为顺性系数，或称力顺。

如果振动物体的质量为 m，加速度 a 为 d^2x/dt^2，根据牛顿第二定律 $F = ma$，将 $F = md^2x/t^2$ 代入可得

$$md^2x/dt^2 = -kx \qquad (6-1)$$

用图形表示物体位移随时间变化的曲线，称为振动曲线，如图 6-2 所示。

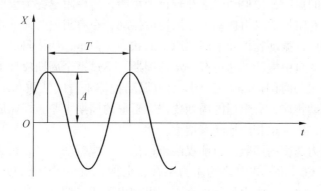

图 6-2　振动曲线

图 6-2 所示振动曲线中：A 为振幅，它是振动物体离开平衡位置的最大位移；T 为周期，即物体完成一次振动（往返一次）所需的时间。f 为频率，即物体在单位时间内完成全振动的次数。周期和频率的关系是 $T = 1/f$。

二、阻尼振动

自由振动只是一种理想情况，也称为无阻尼振动或固有振动。实际上，由于阻力无法避免，振动物体最初获得的能量，在振动过程中会不断消耗，振幅也越来越小，最后振动就会停止。这种由于克服摩擦或其他阻力而逐渐减少能量和振幅的现象称为振动的阻尼。这种能量或振幅随时间减少的振动称为阻尼振动，也称为减幅振动。图 6-3 所示为阻尼振动的典型振动曲线。

通常能量减少的方式有两种。一种是由于摩擦阻力的存在，或者是振动物体与周围媒质之间的黏滞摩擦，或者是物体自己的内摩擦，使振动的能量逐渐转变为热能。摩擦阻力越大，能量减少得越快，振动停止得越快，这种阻尼称为摩擦阻尼。另一种是由于物体的

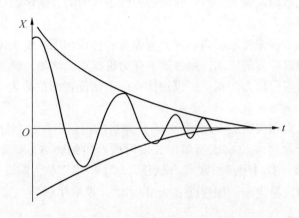

图 6 - 3　阻尼振动的典型振动曲线

振动引起邻近质点的振动，使振动能逐渐转化为声能，这种阻尼称为辐射阻尼。

严格地说，没有阻尼的自由振动才是周期性振动，在有阻尼时便不是周期性振动，因为在经过一个周期后，振动物体并不回到原来的状态。但是，如果阻尼不大，可以把阻尼振动近似看做间歇的自由振动。它也有一定的周期，不过这个周期应理解为在同一方向连续通过平衡位置两次的时间间隔。这个周期由振动物体本身的性质和阻尼的大小共同决定。对于一定的振动物体，有阻尼的周期要比无阻尼的周期大些，即完成一次振动的时间要长些。阻尼增加，周期也相应地随着增大。

一般来说，阻力速度的函数，目前仅限于讨论小振幅振动，可以认为阻力与速度呈线性关系，即 $F_C = -C\mathrm{d}x/\mathrm{d}t$，式中 C 为阻力系数，也称力阻。式中出现的负号表示阻力总是与运动方向相反。将这一阻力计入振动中，可列出下式，即

$$m\frac{\mathrm{d}^2x}{\mathrm{d}t^2} + kx + C\frac{\mathrm{d}x}{\mathrm{d}t} = 0 \tag{6-2}$$

这就是阻尼振动方程，式中第一项为惯性力，第二项为弹性力，第三项为阻力。

三、受迫振动

在自然界中，摩擦和辐射产生的阻尼作用只能减小而不能完全消除，因此系统要持续不断地振动，就必须不断地补充能量。这就是通常说的受迫振动。

设强迫力为

$$F = F_0 \sin\omega t$$

式中　F_0——外力幅值；

　　　ω——外力圆频率，$\omega = 2\pi f$；

　　　F——外力的频率。

则受迫振动方程为

$$m(\mathrm{d}^2x/\mathrm{d}t^2) + kx + C(\mathrm{d}x/\mathrm{d}t) = F_0\sin\omega t \tag{6-3}$$

由式（6-3）可知受迫振动的振幅和位相由强迫力的频率 ω、物体固有振动频率 ω_0

之间的关系决定，即由 $m\omega - k/\omega$ 这一项而定。如果系统的阻尼作用不太大，当强迫力的频率趋近振动系统的固有频率时，系统的振动特别强烈，振幅达到最大值，这种现象称为"共振"。反之，当强迫力的频率远离振动系统的固有频率时，振动就减弱。如果系统的阻尼较大，即式（6-3）中的 C 的作用不能忽略，则系统的振动就较弱，共振现象也不明显。

图6-4所示为强迫振动时的共振曲线，共振系统的阻尼系数 C 越小，共振曲线的最大值就越高，峰值也越明显。由于 C 不会等于零，所以共振振幅不能无限大。

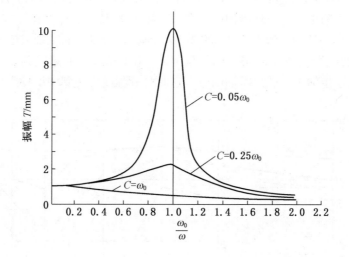

图6-4　强迫振动时的共振曲线

当 $m\omega \ll k/\omega$（即 $\omega \ll \omega_0$）时，振动系统的特性主要由弹性力决定，称为弹性控制，或劲度控制。要实现弹性控制，就应当提高系统的固有频率 ω_0，或降低工作频率 ω。

当 $m\omega \gg k/\omega$（即 $\omega \ll \omega_0$）时，振动系统的特性主要由物体的质量决定，称为质量控制。要实现质量控制就必须提高工作频率 ω 或降低系统的固有频率 ω_0。

当 $m\omega = k/\omega$（即 $\omega \ll \omega_0$）时，式（6-3）中左方第一项与第三项相抵消，振动系统的特性主要由阻尼决定，称为阻尼控制。要实现阻尼控制就应当增大系统的阻尼，并使工作频率 ω 接近系统的固有频率 ω_0。

第四节　噪声与振动的危害

一、噪声的危害

噪声干扰人们的工作和生活环境，危害人体健康，是影响面最为广泛的一种公害，它不仅在城市、工厂和交通运输区域，而且在农村，问题也很严重。例如，开拖拉机的工人在工作一天之后，在噪声和振动的影响下感到头昏目眩，疲劳不堪。

噪声对人体的危害，概括来说可划分为两大类：强噪声可以引起耳聋和诱发出各种疾病；一般强度噪声可以引起人们烦恼，干扰语言交谈，对人们的工作、学习和生活带来较大的不利影响。

（一）职业性噪声聋

噪声对人体健康影响是多方面的，表现最明显的是对听觉器官的损伤，长时间在强噪声环境下工作，可以导致职业性耳聋，即噪声性耳聋。

噪声性耳聋的特点是早期不易被发现，因为强噪声对人耳早期的损伤主要表现在高频范围，如果用电测听器检查，发现在 4000 Hz 或 4000 Hz 附近的听力降低，在听力曲线图上呈现所谓 4000 Hz V 形凹陷，即 4000 Hz 听力损失最大，随工龄增加而加重。如图 6−5 所示，听力曲线下陷中心向两侧延伸至 3000 Hz 和 6000 Hz 范围，由于这时一般还不影响语言交谈（语言频率范围一般在 500～2000 Hz 之间），所以人们主观上还没有听力障碍感觉。这种状况继续发展下去，V 形下陷的范围进一步扩大，一旦影响到语言频率范围，人们在工作、学习、生活中均感到听话困难，这时耳聋程度已达到中度噪声性耳聋了。

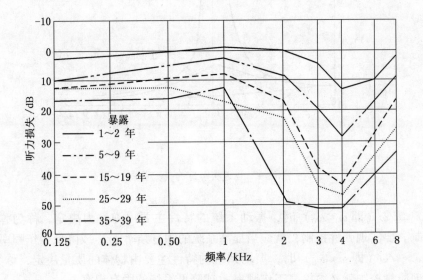

图 6−5　噪声听力损失曲线

目前，耳聋尚无理想的有效治疗办法。据报道，国内某厂的工人已脱离高噪声环境，耳聋的程度还有进展。因此，企业生产单位对于在噪声环境下的工人，应该从积极方面采取有效降噪措施，改善作业环境，以防止噪声性耳聋的发生。

关于判定工人职业性听力损伤的标准，目前国内外公认为：以一耳或双耳在语言听损均值，即 500 Hz、1000 Hz、2000 Hz 3 个频率的平均听力损失大于或等于 25 dB 作为判定工人职业性听力损伤的依据，这是根据大量试验研究证明的。超过此值，一般日常语言听力开始发生困难。

耳聋一般划分为轻度、中度、重度 3 个等级，见表 6−2。划分轻度、中度、重度耳聋的标准是根据每个人的好耳听力在语言频率平均听损的数值来制定的。例如，某人的左耳语言频率的听损数值为 30 dB、25 dB、30 dB，则平均语言听损为 (30 + 25 + 30) ÷ 3 =

28.3(dB)；右耳语言频率的听损数值为 40 dB、35 dB、30 dB，则平均语言听损为(40 + 35 + 30)÷3 = 35(dB)，按耳聋分类可定为轻度聋。当一个人的好耳与坏耳在语言频率听损相差超过 25 dB 时，好耳听损应增加 5 dB 后，再按轻度、中度、重度进行分级。

表6-2　耳聋划分标准

耳聋等级	语言频率听损（500 Hz、1000 Hz、2000 Hz）	语言听取能力
正常	25 dB	听轻微语言不困难
轻度聋	25 ~ 40 dB	听轻微语言有困难
中度聋	40 ~ 70 dB	听较响语言不困难
重度聋	> 70 dB	听较响语言有困难

总之，引起职业性耳聋的发病因素与噪声强度和频率有关，噪声强度越大，频率越高，噪声性耳聋的发病率越高。同时与噪声的作用时间长短也有关系，同样强度的噪声，每天工作 8 h 就比每天工作 4 h 发病率高得多。

一般来说，经常在 90 dB 以上的噪声环境下长期工作，就有可能发生职业性耳聋。

以上讲的属于慢性噪声性耳聋。还有一种是暴振性噪声性耳聋，即当人耳突然暴露在极其强烈的噪声环境下，如炸弹、爆炸和放炮声级高达 140 ~ 150 dB，可使人耳发生极为强烈的外伤，一次刺激就可能使听觉器官发生病变，可使中频或全频程听力大幅度下降，甚至发生全聋。

（二）其他系统疾病

噪声对人体健康的影响，主要表现是作用于人体的各器官，首要的是对中枢神经系统、植物神经系统及心血管系统方面。由于中枢神经系统受损害，引起全身其他器官的变化，大脑皮层兴奋和抑制平衡失调，神经细胞边缘染色质溶解，导致条件反射异常，脑血管功能受损害，脑电位改变，早期可以恢复，如果长期在噪声的不良刺激下，将形成牢固的兴奋灶累及植物神经系统，导致病性改变，从而产生神经衰弱综合征，患者主要有头晕、头痛、脑胀、失眠、多梦、耳鸣、乏力、记忆力减退、恶心、心悸等症状。北京某厂某车间 1973 年由于噪声级高达 113 dB(A)，全车间 386 名工人中有 170 人患有不同程度的高血压和心动过速的症状，显然这与强烈的噪声刺激有关。强噪声刺激中枢神经系统，还会使人们的消化机能减退，胃功能紊乱，消化液分泌异常，胃酸度降低造成消化不良，食欲减退，消瘦，体质减弱。特别强烈的噪声还能引起精神失常、休克乃至危及生命。

所以，在强噪声下工作的人们一般健康水平下降，抵抗疾病的能力差，即使没有引起噪声性职业病，也容易诱发出其他疾病，影响人们的健康和工作能力。

（三）干扰正常生活

噪声影响人们的正常生活，妨碍人们休息、睡眠，干扰语言交谈和日常社交活动，使人烦躁异常。

实验证明：当人们在睡眠状态中，在 40 ~ 50 dB(A) 的噪声作用下，其植物神经系统出现反应，这就是说 40 ~ 50 dB(A) 的噪声就开始对正常人的睡眠发生了影响。据研究，

40 dB(A) 的连续噪声级使 10% 的人受到影响；70 dB(A) 即影响 50%。突然的噪声在 40 dB(A) 时，可使 10% 的人惊醒；60 dB(A) 则使 70% 的人惊醒。

目前，城市街道中的交通噪声，有时高达 80 ~ 85 dB(A)，载重汽车、拖拉机驶过时一般超过 90 dB(A)；工厂附近的住宅，其噪声高达 60 ~ 70 dB(A)；市区内建筑施工使用各种打桩机、搅拌机、空压机、推土机等各种机械设备，其周围附近地区的噪声级一般高达 80 ~ 90 dB(A)，对居民影响更大。居民睡不好觉，吃不好饭，精神困倦，烦躁异常，心血管和神衰患病率增高，与高噪声干扰有很大关系。

噪声除影响人们的休息、睡眠外，对人们的谈话、听广播、打电话、开会、听课等都会带来一定的不良影响。日常谈话的声音强度一般为 60 ~ 70 dB(A)。对于打电话小于 60 dB(A) 的噪声级可以满意，噪声级达到 60 ~ 70 dB(A) 时，使用电话有一定困难，噪声级大于 70 dB(A)，使用电话几乎不大可能，85 dB(A) 以上就根本听不见了。

（四）降低劳动生产率

强噪声会妨碍人们的注意力集中，影响思考问题，以致使工作发生差错，不仅影响工作效率，而且降低工作质量，特别是对那些要求注意力高度集中的复杂作业影响更大。

由于噪声的心理作用，分散人们的注意力容易引起工伤事故，特别是危险警报信号和行车信号在强噪声干扰下不易引起人们注意，更容易发生人身伤亡事故。

（五）职业接触机会及接触限值

船舶制造作业场所中几乎都存在噪声，造船工艺流程中存在噪声危害的主要工序有钢材预处理、部件切割加工、舾装、焊接、喷砂、打磨等，通风机的振动、空压钻、铆接、空压机的气流均会产生噪声。

职业接触限值：每周工作 5 天，每天工作 8 h，稳态噪声限值为 85 dB(A)，非稳态噪声等效声级的限值为 85 dB(A)；每周工作日不是 5 天，需计算 40 h 等效声级，限值为 85 dB(A)。

（六）健康危害与临床表现

噪声对人体的危害作用可分为特异作用（对听觉系统）和非特异作用（对其他系统）两类。对听觉系统的损害表现为暂时性听阈位移或永久性听阈位移。永久性听阈位移早期表现为高频听力下降（听力损伤），随着接触噪声时间的延长或强度的增大，语言频段的听力也受到影响，语言听力出现障碍，继而发展为噪声聋。

劳动者长期接触噪声还可引起头痛、头晕、耳鸣、心悸、睡眠障碍和全身乏力等神经衰弱综合征，以及自主神经功能变化、血压升高、心血管疾病患病率增高。

（七）职业健康检查

1. 上岗前职业健康检查

（1）职业禁忌证：各种原因引起永久性感音神经性听力损失（500 Hz、1000 Hz 和 2000 Hz 中任一频率的纯音色导听阈大于 25 dB）；高频段 3000 Hz、4000 Hz 和 6000 Hz 双耳平均听阈大于或等于 40 dB；任一耳传导性耳聋，平均语频听力损失大于或等于 41 dB。

（2）症状询问。

（3）体格检查：内科常规检查、耳科常规检查。

（4）实验室和其他检查：必检项目为血常规、尿常规、心电图、血清 ALT、纯音听阈测试，选检项目为声导抗、耳声发射。

2. 在岗期间职业健康检查

（1）职业禁忌证：除噪声外各种原因引起永久性感音神经性听力损失（500 Hz、1000 Hz 和 2000 Hz 中任一频率的纯音气导听阈大于 25 dB）；任一耳传导性耳聋，平均语频听力损失大于 41 dB。噪声敏感者（上岗前职业健康检查纯音听力检查各频率听力损失均小于 25 dB，但噪声作业 1 年之内，高频段 3000 Hz、4000 Hz、6000 Hz 中任一耳、任一频率听阈大于 65 dB）。

（2）症状询问。

（3）体格检查：内科常规检查、耳科常规检查。

（4）实验室和其他检查：必检项目为纯音气导听阈测试、心电图。选检项目为纯音骨导听阈测试、声导抗、耳声发射、听觉诱发电反应测听。

（5）健康检查周期：作业场所噪声 8 h 等效声级大于或等于 85 dB，1 年 1 次；作业场所噪声 8 h 等效声级大于或等于 80 dB、小于 85 dB，2 年 1 次。

3. 离岗时职业健康检查

检查内容同在岗期间职业健康检查。

（八）法定职业病及诊断标准

法定职业病：职业性噪声聋。

诊断标准：《职业性噪声聋诊断标准》（GBZ 49—2007）。

（九）治疗与康复

对噪声聋目前没有有效的治疗方法，早期的听力保护十分重要，可防止或减缓病情的进一步发展。

二、振动的危害

随着现代工业、交通运输和建筑施工事业的发展，振动工具和产生强烈振动的大功率机械动力设备不断增多，带来的振动危害也日益突出，控制振动是当前环境保护迫切需要解决的重要问题之一。机械振动不仅能产生噪声，而且强烈的振动本身又能引起机械部件疲劳和损坏，使建筑物结构强度降低甚至变形，在一般振源附近也常会因振动影响精密仪器和仪表的失灵。特别是长期在强烈振动环境中作业的工人，会引起职业性危害，产生振动病。在非生产环境中（如居民区、学校、医院等），由于各种机械设备和地面运输工具带来的环境振动，会引起振动公害，直接影响人们休息、睡眠和工作。

（一）对人体健康的危害

根据对人体作用方式的不同，振动相对分为局部振动和全身振动。

全身振动一般多由环境振动引起，它是通过支撑面传递到整个人体上，例如通过站着的人的脚，坐着人的臀部或斜躺着的人的支撑面，这种情况多发生在运载工具中的飞机、火车、汽车、轮船上，或振动着的建筑物中和生产车间中振动比较强烈的机械附近。有些大型机械操作者，如拖拉机手、收割机手等从座椅或地面上接受全身振动的同时，还接受由方向盘传来的局部振动，一般情况还是全身振动起主导作用。

全身振动对人体健康影响是多方面的，强烈的振动能造成骨骼、肌肉、关节及韧带的严重损伤，当振动频率和人体内脏某个器官的固有频率接近时，会引起共振，造成内脏器官的损害，如呼吸加快、血压改变、心率加快、心肌收缩输出的血量减少。对消化系统能使胃肠蠕动增加、胃下垂、胃液分泌和消化能力下降、肝脏的解毒功能代谢发生障碍等。对神经系统方面主要表现为使交感神经兴奋、腱反射减退或消失、手指颤动和失眠等。对脚部和腿部的损伤来说，即使振动强度不高，但由于长期作用也会造成脚痛、麻木或过敏及脚部肌肉有触痛，脚背动脉搏动减弱，趾甲床毛细血管痉挛等。经常接触全身振动的女工可发生阴道与子宫脱垂、生殖器充血和炎症、自然流产、早产、月经失调等。

此外，振动加速度为前庭器官所感受，使其功能兴奋性异常，随着年龄增加而增加，临床表现为协调障碍、可见眼球浮动等。在全身振动作用下由前庭和内脏的反射，可引起植物神经症状，如脸色苍白、出冷汗、唾液分泌增加、恶心呕吐、头痛、头晕和食欲不振等症状。

局部振动是振动只施加在人体某个部位。如通过振动着的手柄、踏板或头枕等，常见的如手持各种风动工具（如风镐、凿岩机）的工人，振动直接加在他们的手和手臂上。局部振动的特点是频率高，振幅大。由于工作性质的要求，肢体紧张，使肌体关节腔不能发挥自然防振作用，结果使振动作用加强，造成骨骼、肌肉、关节及韧带较严重损伤，并且通过肌体组织特别是骨骼系统而传到全身。

长期接触强烈的局部振动引起的振动病，主要表现为肢端血管痉挛，周围神经末梢感觉障碍和上肢骨与关节改变，称为职业性雷诺氏症、血管神经症和振动性白脂病。临床表现为手麻、手僵、发凉、发白、疼痛、四肢关节无力。寒冷会促使本病发作，严重时常出现"白脂""死脂"，使脉管及神经组织逐渐退化，最后使工人的手失去知觉和操作能力。除此之外，局部振动还能产生头痛、头晕、易于疲劳、记忆力减退、耳鸣与入睡困难等神经衰弱综合征。

（二）干扰正常生活

对生活环境来说，环境振动一般对人并不构成危害，但它干扰人们日常生活，影响睡眠、休息、学习，有些环境振动使人感到极度不适和心烦。一般刚刚可以感觉到的振动并不影响人们的睡眠，但较敏感的人或患病者则不易入睡。实验证明，振动强度越高，对人们入睡和睡眠深度的影响越大。另外据国外研究证明，人对振动的心烦效应和对振动感觉十分一致，认为这是由于振动感觉器官遍布全身和振动易引起人体内脏器官的共振。故轻微振动也能引起心烦。

（三）降低劳动生产率

振动影响视觉，干扰手的操作，导致操作不准确，速度下降，甚至出现误操作。

振动妨碍精力集中，特别是振动和噪声共存的环境下，人的大脑思维受到干扰，难以集中精力进行判断、思考、运算和操作，造成工作效率下降。

振动对人体危害主要取决于以下几个因素。

（1）振动频率 f。振动对人体不良影响中，频率起着主要作用，不同频率的振动所引起的感受和病变特征是不同的。

人体能感知的振动频率范围是 $1 \sim 1000 \, Hz$，对于环境振动，人们所关心的是人体反应特别敏感的 $1 \sim 80 \, Hz$ 的振动，这主要是由于各种组织的共振频率集中在这个范围，站立的人对 4 ~ 8 Hz 的振动最敏感，躺卧的人对 1 ~ 2 Hz 的振动最敏感。

人体各部位有不同的固有频率，表 6 - 3 列出垂直站立的人体一些部位固有频率。

表 6 - 3　垂直站立的人体一些部位固有频率

振动系统	固有频率/Hz	振动系统	固有频率/Hz
人体 – 下脊骨	4 ~ 6	眼球 – 眼中	60 ~ 90
上半身 – 上脊骨	10 ~ 14	下颌 – 颅骨	100 ~ 200
头 – 肩	20 ~ 30		

频率不同，局部振动引起的危害部位也不相同，振动频率与振动损害的关系见表 6 - 4。

表 6 - 4　振动频率与振动损害的关系

频率/Hz	振动位移/mm	接触时间	损　　害
< 30		数年后	骨、关节损害
30 ~ 300	1	数年后	血管运动神经损害，发生振动性白脂
> 300		数周后	手、上臂及肩部持续性损害

（2）振动强度。当频率一定时，振幅越大，对肌体的影响越大。对于人体对振动的感受程度，目前国际上趋于用速度和加速度来评价，尤其是用加速度来评价。振动工具的加速度越大，冲击力越大，对人体危害就越大。

（3）接触振动的时间。振动的时间特性可分为稳态振动、间歇振动和冲击振动，如图 6 - 6 所示。稳态振动的强度是不随时间变化的振动。间歇振动是指时有时无的振动，如汽车驶过而引起的公路振动等。靠冲击力做功的机械（如锻锤、打桩机等）产生的振动称之为冲击振动。冲击振动的时间越短，振幅越大，则对肌体的作用也越强。人体无论受哪种振动作用，接触振动的时间越长，对肌体的不良影响越大。

（4）工作方式。人体对振动的敏感程度和工作方式也有很大关系。如操作者通过他的手施加在工具或工件上的力的大小和方向，手传振动的方向、在振动中暴露期间，手、手臂和身体位置姿态（肘、腕和肩关节的角度）以及胸腹部是否接触振动等，手暴露在振动中的面积和位置以及工作方法和操作技巧等均对人体有不同的影响。上述工作方式取决于振动作业性质、操作规程以及个人操作习惯。由于某些振动作业要采取强迫体位，造成静力紧张，会增加振动的传导，血管受压，影响局部血液循环，降低肌力，促使疲劳，从而也能增加振动的不良影响。

（5）环境条件的影响。在接触振动的作业中，气温在振动病的致病因素中起着重要作用。特别是受寒冷的影响，全身受冷和局部受冷相结合，最容易使未发作振动病的患者激发出白脂病。一般认为，容易发生和发作振动性白脂病是在 15 ℃ 的气温以下。

寒冷会引起血管收缩，血流量减少，除神经反射作用外，能直接刺激平滑肌收缩，使血液黏稠度增加，血液循环改变，引起机能障碍，促使振动病的发生。

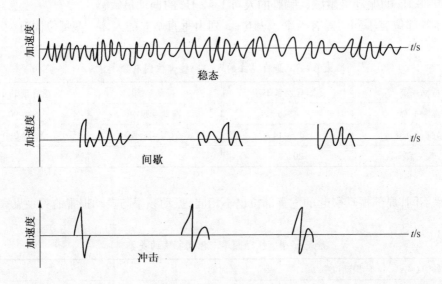

图 6-6 振动时间特性

振动工具的振动常伴有强烈噪声，一般为 80～120 dB，而且多为脉冲声。噪声除本身对人体有危害外，还可通过神经系统，特别是植物神经系统促使振动病的发生。

其他环境条件，如工作中存有烟尘，某些药物或化学物品的污染，均可促进振动病的发生。

除上述条件外，振动病还与个人体质差异有关，如年龄大小，体质好坏，营养状况，吸烟与否，对寒冷和振动的敏感性等因素有关。

（四）对建构筑物及其他的损害

建筑物在振动的影响下，往往会遭到破坏，表现为墙皮脱落，出现灰泥裂缝以及承载部件结构损坏等。

通常大振幅低频振动的危害比较严重，各种常用仪表设备对振动的要求也有所不同，其中如光学仪表类的仪器精确度要求很高，甚至几微米的振动位移也会使其无法正常工作；自控、遥控设备、医疗设备会失灵，从而使自控与遥控失效。

（五）职业接触机会及接触限值

船舶制造中，对钢材的冲压、批凿、钻眼、铆接、风镐清砂、打磨除锈等均能接触不同频率、振幅和强度的手传振动。

职业接触限值：手传振动 4 h 等能量频率计权振动加速度 5 m/s^2。

（六）健康危害与临床表现

全身振动影响人的舒适感，使注意力不集中，降低工作效率，对胃酸分泌和胃肠蠕动起抑制作用，使胃肠道和腹内压力增高；高强度的剧烈振动可引起内脏位移，甚至造成机械性损伤；长时间接触全身振动，可引起运动病（晕动病），患者易有疲劳感、精神不振、面色苍白、出冷汗等。

局部振动对接触者的主要危害是长期接触而引起以局部末梢（手）循环障碍为主的

局部振动病，也可引起一些全身性的非特异损害，如对神经系统、心血管系统、骨骼—肌肉系统的损害等。

（七）职业健康检查

1. 上岗前职业健康检查

（1）职业禁忌证：多发性周围神经病、雷诺病。

（2）症状询问：有无周围神经、血管系统疾病，雷诺病的症状和病史，以及手部麻木、疼痛、感觉异常等症状；使用手传振动工具职业接触史等。

（3）体格检查：内科常规检查，重点检查手指、掌有无肿胀、变白，指关节有无变形，指端感觉、压指试验有无异常等。

（4）实验室和其他检查：必检项目为血常规、尿常规、血清 ALT、心电图，选检项目为冷水复温试验、神经—肌电图、指端振动觉、指端温度觉。

2. 在岗期间职业健康检查

（1）职业禁忌证：多发性周围神经病。

（2）症状询问：重点询问有无手指麻木、疼痛、遇寒冷中指变白及感觉异常等症状，以及振动作业接触史和个人防护等。

（3）体格检查：重点检查手指、掌有无肿胀、变白，指关节有无变形，压指试验。

（4）实验室和其他检查：必检项目为血常规，选检项目为冷水复温试验（无症状者）、神经—肌电图、指端振动觉、指端温度觉。

（5）健康检查周期：2 年。

3. 离岗时职业健康检查

检查内容同在岗期间职业健康检查。

（八）法定职业病及诊断标准

法定职业病：职业性手臂振动病。

诊断标准：《职业性手臂振动病诊断标准》（GBZ 7—2002）。

（九）治疗与康复

局部振动病目前尚无特效疗法。可采用扩张血管及营养神经的药物、有活血通络作用的中药、运动疗法、物理疗法等进行综合治疗，必要时可施行外科手术。

对观察对象应根据情况 1~2 年复查一次，密切观察病情变化；轻度局部振动病患者应调离振动作业，适当进行治疗，并根据病情安排其他工作；重度局部振动病患者必须调离振动作业，积极进行治疗，病情减轻后可从事其他轻作业。频繁发作时，可适当休息。有运动功能障碍者，应加强功能锻炼。

第五节　噪声防护技术

一、噪声处理原则

观察对象、听力损伤及噪声聋者，目前无有效治疗方法，应加强个人听力防护（佩戴防声耳塞、耳罩或防声帽）。其他症状者可进行对症治疗。听力损伤下降 56 dB 以上应佩戴助听器作业，听力中度损伤者应安排于对听力要求不高的工作岗位，轻度听力损伤者应该适当加强防护措施，至于噪声敏感者（听力损失观察对象达Ⅲ级及以上）应当远离噪声环境。

二、噪声工程防护对策

噪声工程防护对策基本上可以分为声源对策、传播途径对策以及噪声接收者对策3种，其措施概要见表6-5。具体策划和实施时，应按照优先顺序予以进行，同时，实际应用时，由于很难单独使用某一种措施即可取得有效效果，故常常需要将几种措施组合使用。

表6-5 噪声工程防护对策措施概要

措施分类	方法	示例
声源控制措施	降低噪声源强度	使用低噪声机械设备
	消除产生噪声原因	加油、调整平衡、更换部件等
	隔声	隔声罩
	消声	消声器
	防振控振	安装防振橡胶、控制振动材料
	主动控制	消声器、导管等
传播途径控制措施	距离衰减	变更人员配置等
	隔声	隔声屏、隔声室
	吸声	室内吸声处理
	声音指向	改变声源朝向
	主动控制	消声器、导管等
接收者控制措施	隔声	防噪声监控室
	改善作业方法	远距离操作
	听力保护	耳塞、耳罩
	主动控制	消声受话器（耳机）

（一）声源控制措施

声源降噪是指设法减少声源的辐射功率，它是控制噪声危害的最有效的措施。

1. 消除产生噪声的原因

对于机械性噪声源，可以采取使用低噪声的机械设备、使用橡胶等防振材料防止振动向地面传播、中间插入橡胶等弹性材料固体内的振动传播、利用减振材料控制振动面的振动以及更换部件确保接卸设备的平衡与正常运转等。对于流体性噪声，可以采取设置消声器等措施消除噪声原因。对于电磁性噪声，要注意因电机的电源电压不平衡产生噪声的原因。

2. 密闭声源

当难以采取有效的措施消除噪声产生的原因时，可将声源设备予以密闭，从而防止声音的放射传播。

3. 消声

当噪声来自于吸气排气口等开口部位时，可以使用消声器和吸声管道等消声装置。

4. 防振控振

当噪声来自于机械振动传播时，可以采取使用防振材料支撑机械设备从而吸收振动的方法。当噪声来自于机械设备的盖子时，可以通过在盖子表面粘贴控振材料的方法来控制振动。

（二）传播途径控制措施

当声源措施难于实施或者难以取得理想效果时，有必要采取传播途径控制措施控制噪声。

1. 距离衰减、声音指向

如果声源与噪声接收点保持充分距离，可以使声音的能量衰减。当从噪声接收点观看声源的面积为 $a \times b (a < b)$ 时，从声源位置到 a/π 的区域几乎没有声音衰减，从 a/π 到 b/π 之间，每距离增加 2 倍则声音衰减 3 dB，达到 b/π 以上距离时，每距离增加 2 倍则声音衰减 6 dB。当从管道放射出的排气音有明显的特定方向时，把噪声接收点放置在声音排出的相反方向则可有效控制噪声暴露。

2. 若现场条件不允许，则从消声的角度采取措施

（1）吸声。当声源在建筑物屋内时，由于墙壁、地面、天棚等的反射导致噪声强度提高，通过室内吸声处理来消除反射的影响，可以控制噪声强度的升高。因此，可以在作业场所房间的内表面装饰吸声材料，如果吸声材料的吸声性能越好、有效吸声面积越大，则声音的反射越弱，对作业场所的降噪效果越明显。这种利用在房间内表面镶饰吸声材料方式降低室内噪声的方法，统称为吸声降噪。在室内饰以一定厚度的多孔吸声材料，或在墙面上装以薄板、多孔板与墙面组成共振吸声结构，用于处理室内的低频噪声。

（2）消声。在各式鼓风机、通风机、压缩机等进排气口处安装消声器。根据噪声源的特点可采用阻性、抗性、阻抗复合式或微穿孔板消声器。

（3）隔声。利用隔声材料将声源与噪声接收者分隔成两个区域，是非常有效且简便的噪声控制措施。制造隔声罩或隔声间，把强噪声设备隔离起来，保证工人不受噪声的侵害。

（4）隔振。在振源与结构之间安装减振器或者减振垫层。

（5）阻尼。用沥青、橡胶或者其他高分子化合物与添料配合的阻尼涂料、敷贴或喷涂在易受激振的金属板材或钢管上。

（三）噪声接收者控制措施

一般采用远距离操作等改善作业方法、减少暴露时间、设置隔声休息室、配备防噪耳塞等个体防护用品等措施，降低作业者对噪声的职业暴露水平。

（1）使用防声耳罩、防声耳塞、防声帽盔等防护用品。

（2）定期对工人听力进行检查，对高频听力下降超过 15 dB 者，应采取保护措施。

（3）合理安排劳动和休息。

（4）监测车间内噪声，鉴定噪声控制效果。

三、噪声控制方法

下列噪声控制方法可应用于各种工作场所。许多噪声源产生空气传播的同时产生表面振动，因此，必须运用数种噪声控制方法来控制噪声。

（一）机械设备的更换

机械或机械零件设计时应考虑噪声控制，也应考虑到维护和更换零件的方法。

（1）避免或降低机械零件间的碰撞。

（2）使用噪声较小的塑料零件更换金属零件。

（3）封闭噪声特大的机械零件。

设计者最好能注意：

（1）将与振动有关的噪声围隔于机械之内。

（2）应用适当的传递损失，并将机械使用防护罩予以封闭。

（3）选择机械适当、有效的冷却法兰来降低空气喷射冷却的需要。

存在噪声的设备通常可以采用如下方法控制：

（1）使用灭音器来控制压缩气体的出口阀门。

（2）改变液压系统泵的型式。

（3）改换更安静的通风系统或设置灭音器于通风管系。

（4）电动马达装灭音器。

（5）空气压缩机的入口装灭音器。

（二）物料搬运的改良

现有工作场所，人力搬运或机械搬运时应避免冲击或碰撞。

（1）降低贮存货柜或箱内物体坠落的高度。

（2）增加容器刚性以承受载货冲击，或使用阻尼材料来缓冲。

（3）使用软式塑料或橡胶来承受硬的冲击。

若购置新式运输设备，应考虑购用较静的物料搬运系统。例如：

（1）皮带输送带来取代滚筒输送带，较为安静。

（2）调整输送带或其他传输系统的速度以符合物料数量，避免因物体振动和碰撞产生噪声。

（三）机械的封围

如果不能预防声音的产生，也许需要封围机器。

（1）使用密度大的材料如薄板或塑料板包敷于外侧。

（2）内部使用吸声材料，此种护罩能降低噪声 15~20 dB。

（3）装置易开门，以便机械调整和修护。

（4）薄板从较高的输送带上传输至平台上，会产生噪声，此时使用能上升或下降的平台能降低噪声。

（四）控制振动表面的噪声

机械通常由于螺丝松动或滑脱产生振动，可通过修理或更换来消除。

（1）装置大而重的机械，无法用基础方法防止振动，可以单独设置，避免与建筑物的其他部分接触。

（2）隔离机械表面的振动来降低噪声的传播。锁紧机械表面的嵌板，使用挠性较强装置来降低表面振动，也可使用特殊设计的嵌板。

（3）将地板与振动机械隔离。

（五）使用吸声材料减振

工作场所的天花板、墙壁、地板等坚硬板面会将声音几乎完全反射。当将机器移离墙壁时，噪声会下降，但超过某一距离时，则噪声不再减少，此时使用有效的吸声材料覆盖于天花板或墙上将会降低噪声。

（六）设置隔离噪声的房间

机械生产流程自动化，使用隔声控制室来遥控是必需的，方法如下：

（1）设置控制室，使用适当传递损失的材料。

（2）沿窗户和门适当的缝封。

（3）对通风的信道，如电缆、管路的开口处予以缝封。控制室需要适当的通风和空气调节装置，否则若将门打开通风会降低隔声效果。

（七）维护

在某些情况下，若缺乏维护将会产生噪声危害或产生更大的噪声。零件松动，操作不正常或与其他机件碰撞会产生更大的噪声，若未加润滑油也会产生摩擦的噪声。针对机械所增加的声控制装置实施适当的维护是特别重要的。若灭音器松脱或损坏，应立即尽快修理或更换。

第六节　振动防护技术

随着工业交通运输事业发展和建筑施工任务的加大，大功率的动力机械设备和各类风动工具不断增加，带来的振动危害日益严重。各种机械振动对环境、人体健康、设备及产品质量等都会带来不良的影响。在当前，环境保护和劳动保护实际遇到的问题主要是工业振动源的防治问题，纵然各种振源各有其特性，但控制的基本原理还是一样的。为了控制振动对周围环境的污染，将污染环境的各种振源和控制方法简要介绍如下。

一、振动源

振动源有工业振动源、交通振动源和建筑施工振源。

（1）工业振动源主要有旋转机械、往复机械、传动机械、管道振动和电磁振动等。

（2）交通振动源主要有铁路振源和公路振源。

（3）建筑施工振动源主要是建筑工地上打桩机、打夯机、水泥搅拌机等各种大型机械振动源。

二、控制振动源

控制振动源振动是使危害严重的振源强度控制到最低程度，这是最彻底和有效的办法。其主要方法是减小和消除振源本身的不平衡力引起的对设备的激励，从改进振动设备的设计和提高制造加工和装配的精度方面，使其振动幅值达到最小。

采用各种平衡方法来改善机器的平衡性能。必要时甚至可以更换机型，修改或重新设计机械的结构，如重新设计凸轮轮廓线，缩短曲柄行程，减小摆动质量，改变磁通间隙等以减小振动幅度；或改变机器结构的尺寸，采取局部加强的办法，改变机器结构的固有频率；或改变机器的转速，采用不同叶数的叶片，改变振动系统的扰动频率，以改变干扰力的频谱结构，防止共振。改进和提高制造质量，提高加工精度和降低表面粗糙度，提高静动平衡，精细修整轮齿的啮合表面，减小制造误差，提高安装时的对中质量等。一般说来，在振源处减少80%甚至90%以上的扰动力是能够实现的，但同时要兼顾工作性能、维护保养、工作寿命和降低成本等其他一些因素。

另外，改变扰动力的作用方向，增加机组的质量，在机组上装设动力吸振器等均可减小振源底座处的振动。

三、控制共振

共振是振动的一种特殊状态，当振动机械的扰动激励力的振动频率与设备的固有频率一致时，就会使设备振动得更厉害，甚至起到放大作用，这个现象称共振。

共振不仅是一种能量的传递，而且具有放大传递、长距离传递的特性。共振就像一个放大器，小的位移作用可以得到大的振幅值。共振又像一个储能器，它以特有的势能与弹性位能的同步转换与吸收，能量越来越大。

工程上常应用共振原则制成的各种机械设备，使微小的动力可以得到较大的振动力，这是共振积极的一面，但它不利的一面是共振放大作用带来的破坏与灾害，也很严重，这时需要防止共振发生。防止共振出现的方法主要如下：

（1）改变机械结构的固有频率，从改变建筑物等的结构的尺寸，或采用钢筋、多加支撑点的局部加强法来改变其固有频率。

（2）改变各种动力机械振源的扰动频率，如改变机械的转速或更换机型等办法。

（3）振动源安装在非刚性基础上。管道及传动轴等必须正确安装，可采用隔离固定，这对减小墙、板、车船体壁的共振影响十分有效。

（4）对于一些薄壳体、仪表柜或隔声罩等宜采用黏弹性高阻尼材料，增加其阻尼，以增加振动的逸散，降低其振幅。

四、隔振技术

振动影响，特别是针对环境来讲，主要是通过振动传递来达到的，减少或隔离振动就可使振动得到控制。关于控制振动的传递，人们积累了不少经验。

（一）采用大型基础

这是最常用和最原始的办法，根据工程振动学的原则，合理地设计机器的基础，可以尽量减少基础的振动和振动向周围传递。在带有冲击作用时，为保护基座和减少振动冲击的传递，采用大的基础质量块更为理想。根据常规经验，一般的切削机床的基础有自身质量的 $1 \sim 2$ 倍，特殊的振动机械往往达到自身设备质量的 $2 \sim 5$ 倍，更甚可达到 10 倍以上。

（二）开放振沟

在机械振动基础四周开有一定宽度和深度的沟槽，里面充填以松软物质（如木屑等，亦可不填），用隔离振动的传递，其不足之处是防振沟对高频隔振效果好，对低频振动效果较差，时间长久，沟内难免堆有杂物，一旦填实，效果会更差。

（三）采用隔振元件

在振动设备下方安装隔振器，它是目前工程上最为广泛控制振动的有效措施。它能起到减少力的传递作用，如果选择和安装隔振元件得当，可有85%～90%的隔振效果。

（四）其他措施

对于利用冲压力做功的机械如大冲床、锻锤等，或利用振动做功的振动机械如振动筛、振捣台等设备，由于振动能量巨大，影响面也较大，这些设备的隔振措施与上述方法相似，只是工程更庞大了，有时不易实现。因此，实际工程中常将这种机械设备安装在远离居民区的地方，利用振动能量向四外辐射，随距离增大不断消耗能量来达到削弱振动的目的，如大锻锤在200 m以外，大冲压机在90 m以外，其影响就小多了。

第七章　职业病危害个体防护

第一节　概　　述

一、定义

劳动防护用品，又称个体防护用品，是指由用人单位为劳动者配备的，使其在劳动过程中免遭或者减轻事故伤害及职业病危害的个体防护装备。由于用人单位作业场所情况复杂、工艺条件多样，有些作业场所难以采取通风等工程控制技术措施，有些虽然采取了工业通风等措施进行危害控制，但作业场所职业病危害因素的浓度或强度依然不符合国家职业卫生标准的要求。此时，为预防从业人员免遭职业病危害因素侵害，保护劳动者的身体健康，必须为劳动者提供有效的个体防护用品，并指导其合理佩戴与使用。

需要指出的是，个体防护用品只是劳动防护的最后一道防线。劳动防护用品是由用人单位提供的，保障劳动者安全与健康的辅助性、预防性措施，不得以劳动防护用品替代工程防护设施和其他技术、管理措施。例如，个体防护用品的配备和使用，不能替代作业环境和劳动条件的根本性改善措施（如材料、工艺的改进，工程技术措施，管理措施等），不能成为逃避采取根本性措施或降低根本性措施实施力度的借口或依靠。

二、常用规范性文件及技术标准

目前我国常用个体防护用品相关规范性文件及标准主要包括：

（1）《用人单位劳动防护用品管理规范》（安监总厅安健〔2015〕124号）。

（2）《呼吸防护用品自吸过滤式防颗粒物呼吸器》（GB 2626）。

（3）《呼吸防护 自吸过滤式防毒面具》（GB 2890）。

（4）《呼吸防护 长管呼吸器》（GB 6220）。

（5）《个体防护装备选用规范》（GB/T 11651）。

（6）《个体防护装备术语》（GB/T 12903）。

（7）《呼吸防护用品的选择、使用及维护》（GB/T 18664）。

（8）《坠落防护装备安全使用规范》（GB/T 23468）。

（9）《防护服装化学防护服的选择、使用和维护》（GB/T 24536）。

（10）《个体防护装备足部防护鞋（靴）的选择、使用和维护指南》（GB/T 28409）。

（11）《个体防护装备配备基本要求》（GB/T 29510）。

（12）《手部防护 防护手套的选择、使用和维护指南》（GB/T 29512）。

（13）《头部防护安全帽选用规范》（GB/T 30041）。

（14）《呼吸防护　动力送风过滤式呼吸器》（GB 30864）。

（15）《呼吸防护用压缩空气技术要求》（GB/T 31975）等。

三、常见个体防护用品及分类

个体防护用品可依据防护功能或者防护部位进行分类，我国对个体防护用品采用以人体防护部位为法定分类标准，劳动防护用品分为以下 10 类：

（1）防御物理、化学和生物危险、有害因素对头部伤害的头部防护用品。

（2）防御缺氧空气和空气污染物进入呼吸道的呼吸防护用品。

（3）防御物理和化学危险、有害因素对眼面部伤害的眼面部防护用品。

（4）防噪声危害及防水、防寒等的听力防护用品。

（5）防御物理、化学和生物危险、有害因素对手部伤害的手部防护用品。

（6）防御物理和化学危险、有害因素对足部伤害的足部防护用品。

（7）防御物理、化学和生物危险、有害因素对躯干伤害的躯干防护用品。

（8）防御物理、化学和生物危险、有害因素损伤皮肤或引起皮肤疾病的护肤用品。

（9）防止高处作业劳动者坠落或者高处落物伤害的坠落防护用品。

（10）其他防御危险、有害因素的劳动防护用品。

其中呼吸防护用品、听力防护用品、眼部防护用品、皮肤防护用品和高温等其他防护用品是职业病危害领域常用的个体防护用品。

第二节　职业病危害防护常见个体防护用品

一、呼吸防护用品

呼吸防护用品是指防御缺氧空气和空气污染物进入呼吸道的防护用品。主要用于防护工作场所中存在的颗粒物、有害气体和蒸气等职业病危害因素通过呼吸道进入人体。呼吸防护用品可分为过滤式呼吸防护用品和隔绝式呼吸防护用品两种，见表 7 - 1。

表7-1　呼吸防护用品的分类

过滤式			隔绝式			
自吸过滤式		送风过滤式	供气式		携气式	
半面罩	全面罩		正压式	负压式	正压式	负压式

（一）过滤式呼吸防护用品

过滤式呼吸防护用品是指将作业环境空气通过过滤元件除去其中有害物质后作为气源的呼吸防护用品。它依靠过滤元件将空气污染物过滤后供人体呼吸，呼吸的空气来自污染环境。过滤元件是指过滤式呼吸防护用品使用的可滤除吸入空气中有害物质的过滤材料或过滤组件，如滤毒罐（滤毒盒）、滤尘盒、滤料等。过滤式呼吸防护用品分为自吸过滤式和送风过滤式两种。

1. 自吸过滤式

自吸过滤式呼吸防护用品是最常见的一种，靠使用者自主呼吸作用克服过滤元件阻力，吸气时面罩为负压，属负压呼吸器。自吸过滤式呼吸防护用品又可分为随弃式和可更换式（图7-1）。常用的自吸过滤式呼吸防护用品有一次性防颗粒物口罩、可更换式半面罩以及可更换式全面罩等，其中职业卫生个体防护中常用的是随弃式防尘口罩和可更换式防尘防毒半面罩。

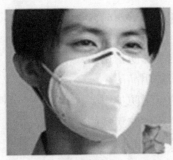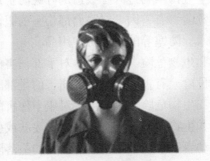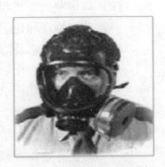

随弃式	可更换式	可更换式
（简易防尘口罩）	（复式防尘防毒口罩）	（防尘防毒全面罩）

图7-1　自吸过滤式呼吸防护用品

2. 送风过滤式

送风过滤式呼吸防护用品靠机械力或电力克服阻力，将过滤后的空气送到头面罩内呼吸，送风量通常会大于呼吸量，吸气过程中面罩内可维持正压（图7-2）。在任一呼吸周期里呼吸器面罩或头罩及呼吸导管等部件的内部压力均不低于环境大气压力的为正压式，在任一吸气周期里呼吸器面罩及呼吸导管等部件的内部压力可能会低于环境大气压力的为负压式。

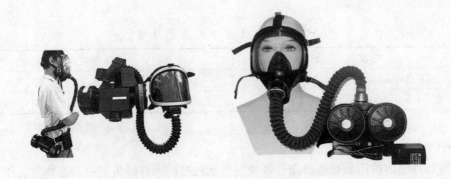

图7-2　送风过滤式呼吸防护用品

（二）隔绝式呼吸防护器

隔绝式呼吸防护器是指能使佩戴者呼吸器官与作业环境隔绝，靠本身携带的气源或者依靠导气管引入作业环境以外的洁净气源的呼吸防护用品。使用者呼吸道完全与污染空气隔绝，呼吸的空气完全来自污染环境之外。隔绝式呼吸防护器分为供气式和携气式两类。

1. 供气式

供气式隔绝式呼吸防护用品常指长管呼吸器，依靠一根长长的空气导管，将外界洁净空气输送给使用者。供气式隔绝式呼吸防护用品分为负压式（或自吸式）和正压式。若靠使用者自主吸气导入外界空气，吸气时面罩内为负压，称为自吸式或负压式长管呼吸器；如果靠气泵或高压空气源输送空气，保持头面罩内正压，就属于正压长管呼吸器，正压长管呼吸器如图 7 - 3 所示。

2. 携气式

携气式隔绝式呼吸防护用品的呼吸空气来自使用者携带的空气瓶，高压空气经降压后输送到全面罩内供呼吸，消防员灭火或抢险救援作业通常使用携气式隔绝式呼吸防护用品。如图 7 - 4 所示。

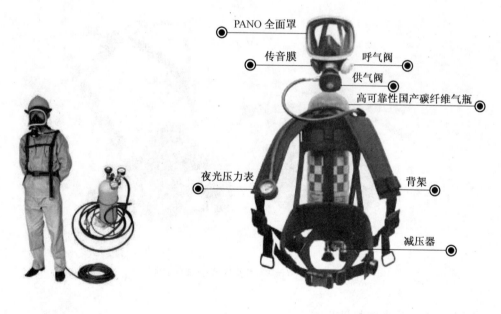

图 7 - 3　正压长管呼吸器　　　　图 7 - 4　携气式隔绝式呼吸防护用品

（三）职业病危害防护常用呼吸防护用品

1. 防尘个体呼吸防护用品

（1）随弃式防尘口罩。随弃式防尘口罩用过滤材料做成面罩本体，覆盖使用者的口鼻及下巴，带呼吸阀或不带呼吸阀（图 7 - 5）。如无呼气阀，吸气和呼气都经过口罩过滤材料，但保证面罩和鼻梁部分密合。随弃式防尘口罩属于半面式，杯罩形状和折叠设计为最常见。

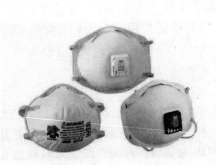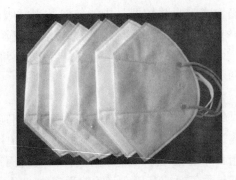

图7-5　随弃式防尘口罩

（2）可更换式半面罩。可更换式半面罩除面罩本体外，过滤元件和其他部件都可以更换，有单过滤元件和双过滤元件两种常见类型（图7-6）。可更换式半面罩有单独防尘或防毒设计，也有防尘毒组合设计。

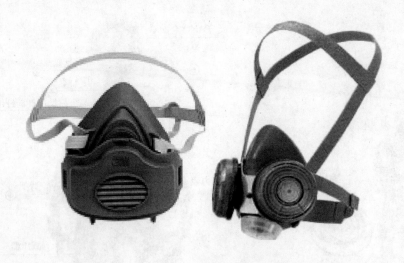

图7-6　可更换式半面罩

2. 防毒个体呼吸防护用品

（1）可更换式半面罩型防毒口罩。可更换式半面罩型防毒口罩分为单罐式和双罐式两种，只适用于空气中氧气体积分数大于18%，有毒气体体积分数低于0.1%，对眼与皮肤无刺激作用的场所。

罐内滤料因防护对象而异，见表7-2。

国产滤毒罐涂有不同颜色，用于不同的防护对象，见表7-3。

在使用滤毒罐时，不要在有毒气体场所装滤料，应选清洁、干燥的场所；使用过程中严禁随便打开滤毒罐，避免剧烈振动，以免滤料松散，并防止水及其他液体滴溅在盒上，导致防毒效能降低。用于有臭味气体，当嗅到轻微气味即表示失效；对于无味气体，则由罐内指示纸或滤料变色情况而定，一旦发现失效，应立即离开毒气环境，更新滤料。橡胶部分可用肥皂水清洗，或以 0.5% 高锰酸钾溶液消毒。勿使用损坏橡胶的溶剂，勿火烧暴晒。

表7-2 罐内滤料及防护对象

防护对象	滤料名称	防护对象	滤料名称
有机化合物蒸气	活性炭	一氧化碳	霍布卡
酸雾	钠石灰	汞	含碘活性炭
氨	硫酸铜		

表7-3 国产滤毒罐标色及防护对象

滤毒盒编号	标色	防毒类型	防 护 对 象
3	褐	防有机物蒸气	苯及其同系物，汽油、丙酮、二氧化碳、醚等
4	灰	防氨、硫化氢	汞蒸气
6	黑+黄道	防汞蒸气	汞蒸气
7	黄	防酸性气体	氯气、二氧化碳、硫化氢、氮氧化物

（2）全面罩型过滤式防毒面具。全面罩型过滤式防毒面具分为头罩式和面罩式两种，主要用于毒气浓度较高而且对眼睛和面部皮肤有刺激的作业环境。不同滤毒罐有不同的防毒性能，见表7-4。

表7-4 过滤式防毒面具滤罐的标色及防护对象

型号	标色	防 护 对 象
1 L	草绿+白道	综合防毒：氢氰酸、氯化氢、电化氢、苯、溴甲烷、二氯甲烷、磷化氢等
1	绿	综合防无机气体
2 L	橘红	综合防毒：一氧化碳，各种有机蒸气、氢氰酸及其衍生物等
3 L	褐+白道	防有机蒸气：苯、醇类、卤烃类、氨基及硝基烃
3	褐	
4 L	灰+白道	防氨、硫化氢
4	灰	
5	白	防一氧化碳
6	黑+黄道	防汞蒸气
7 L	黄+白道	防酸性气体、二氧化硫、氯气、硫化氢、氮氧化物、光气等
7	黄	

当毒气浓度大于规定范围和空气中的氧气体积分数低于 18% 时，应改用隔离式防毒

面具，进入密闭容器内作业一般也应改用隔离式。

公用防毒面具应放在显眼部位的专用柜内，柜门不得加锁。专人保管、定期检查，作为交接班的内容，如已使用，要做好浓度、时间记录。不用时将滤毒罐上下两端封严，防止污染或受潮，保存于 5 ~ 30 ℃清洁环境。

二、听力防护用品

听力防护用品又称护听器，是指保护听觉、使人免受噪声过度刺激的防护用品，包括耳塞、耳罩、耳帽等。

（一）耳塞

常见耳塞用塑料或橡胶制成蘑菇状、伞状、圆锥、圆柱形等（图 7 - 7），要求能密塞外耳道而又不引起刺激或压迫感。

（二）耳罩

耳罩通常为塑料制，内衬泡沫或海绵垫层，覆盖于耳上，可罩住部分乳突骨和部分颅骨，从而减少骨传导的噪声（图 7 - 8）。对 110 dB(A) 以下、频率大多 1000 ~ 3000 Hz 的稳态噪声效果较好。用耳罩时加用耳塞，可增强防噪声效果。

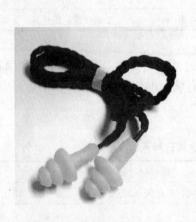
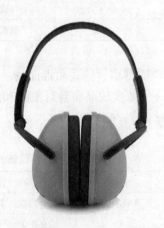

图 7 - 7　耳塞　　　　　　　　　　　　图 7 - 8　耳罩

（三）防噪声帽

特别强的噪声除了经外耳道传入听觉器官以外，还可以颅骨传导至听觉器官。这种情况，佩戴防噪声帽效果较好。防噪声帽分为软式和硬式两种。

（1）软式防噪声帽。耳罩固定在帽子的两耳位置。耳罩由塑料制成，圆形外壳，周边垫软圈，内衬泡沫塑料等吸声材料。软式防噪声帽具有质轻、导热系数低、隔声效果较好的优点。缺点是夏天戴着太热、易出汗、不通风。

（2）硬式防噪声帽。硬式防噪声帽的结构与软式帽相同，帽子以塑料制成硬壳外题，隔声效果达 30 ~ 50 dB(A)，对 130 ~ 140 dB(A) 以上的强噪声，可以减少对内耳的损伤。

三、防护眼镜

佩戴防护眼镜主要为了使眼睛免受电磁波（紫外线、红外线、微波等）辐射，以及粉尘、碎屑、化学液溅射损伤。常用防护眼镜及使用范围主要有以下几种：

普通光学玻璃眼镜以普通光学玻璃制成镜片，可预防车工、磨工、铣工、钻工、镗工、铆工、清砂工、造型工的机械性损伤及酸碱作业、化验、采样的酸碱灼伤，以及驾驶员防异物进入眼睛。

防紫外线眼镜可以防紫外线，主要用在焊工等有强紫外线作业人员的防护。

耐高温防护眼镜的镜片由耐高温玻璃制成，能吸收部分红外线，可用于冶炼作业的炉前工、司炉工、锻工、看火工、铸工、玻璃工等的防护。

放射线眼镜是在光学玻璃中加入铅，用于 X 射线、α 射线、β 射线和 γ 射线工作人员的防护。

微波防护眼镜是在光学玻璃外表面加上一层极薄的氧化亚锡金属粉，用于微波作业的防护。

防激光眼镜分为反射型、吸收型、反射吸收型、爆炸型、光化学反应型和变色微晶玻璃型等。

四、皮肤防毒用品

皮肤防毒用品的种类和使用范围见表 7-5。

表 7-5 皮肤防毒用品的类别和使用范围

类别和名称		使 用 范 围
防毒衣	连式防毒衣	防强刺激性毒气或腐蚀性、脂溶性液体化学物质对皮肤的伤害
	分式防毒衣	
	带面罩防毒衣	
防毒手套		防毒物对手部的强刺激毒害作用
防沥青面罩		防沥青及其他毒物喷溅面部，兼防沥青烟气
护肤膏	亲水性护肤膏	接触有机酸、油漆、染料等
	疏水性护肤膏	防低浓度弱酸及盐类的水溶液
	遮光性护肤膏	从事沥青、焦油、电焊等作业
	滋润性护肤膏	长时间接触水分、碱性液体或有机溶剂后，皮肤出现脱脂现象时使用

五、隔热防护服

隔热防护服又叫防化服、防酸碱服、避火服，主要是为消防队员或其他工作在高温场所的作业人员提供隔（防）热保护。隔热防护服一般是由阻燃纤维物与真空镀铝膜的复合材料混合在一起而制作成。隔热防护服的特点是不含石棉，比重轻、强度高、阻燃、耐高温、抗热辐射、防水、耐磨、耐折且对人体无害等，穿上该服装能有效地保障高温场所作业人员即使接近热源也不会被酷热、火焰、蒸气而灼伤。隔热防护服包括上衣、裤子、手套、头罩和护脚。

第三节　个体防护用品的选用与维护

一、个体防护用品的选用

个体防护用品选择的适当与否，直接关系到其防护效果和劳动者生产作业的效率。首先，选择的个体防护用品须具备一定针对性的、充分的防护功能；其次，其防护性能必须适度，过度防护不仅造成不必要的浪费，而且防护等级的提升往往会使得个体防护用品操作的灵活性、使用的舒适度降低。如气密性防化服具有较好的防护功能，但在穿着和脱下时都很不方便，还会产生热应力，会给人体健康带来一定的负面影响，更会影响工作效率。另外，要考虑到多个防护用品之间的搭配使用问题，以及防护用品与作业环境、作业活动之间可能产生的相互影响问题。

《用人单位劳动防护用品管理规范》（安监总厅安健〔2015〕124号）是目前我国劳动防护用品选用与管理的主要依据与规范性文件。国家标准《个体防护装备选用规范》（GB/T 11651）为选用个体防护装备提供了基本的原则和要求，该标准对39种作业规定了如何选用个体防护用品，是选用个体防护用品的主要依据。《呼吸防护用品的选择、使用及维护》（GB/T 18664）是呼吸防护用品选用、使用与维护的主要技术规范。

用人单位应按照图7-9所示的识别、评价、选择程序，结合劳动者作业方式和工作条件，并考虑其个人特点及劳动强度，选择防护功能和效果适用的劳动防护用品。

此外，当同一工作地点存在不同种类的危险、有害因素的，应当为劳动者同时提供防御各类危害的劳动防护用品。需要同时配备的劳动防护用品，还应考虑其可兼容性。劳动者在不同地点工作，并接触不同的危险、有害因素，或接触不同的危害程度的有害因素的，为其选配的劳动防护用品应满足不同工作地点的防护需求。劳动防护用品的选择还应当考虑其佩戴的合适性和基本舒适性，根据个人特点和需求选择适合号型、式样。用人单位应当在可能发生急性职业损伤的有毒有害工作场所配备应急劳动防护用品，放置于现场临近位置并有醒目标识。用人单位应当为巡检等流动性作业的劳动者配备随身携带的个人应急防护用品。

个体防护用品选用时，还应考虑下列影响：①针对有害物质可能会危害的不同部位或面积，选择相对应的防护用品；②根据佩戴者身体尺寸或佩戴部位尺寸的大小，选择相应号型或尺寸的个体防护用品；③长时间佩戴的舒适性，以及对于作业活动或身体健康的影响；④需要对多个危害因素或多个身体部位进行防护时，需考虑不同防护用品之间的协调性、匹配性及集成性；⑤防护用品的外形结构、尺寸、工作性能、材料等特性对于作业环境及作业活动的适用性、安全性；⑥防护用品购买、携带、维护和使用的方便性。

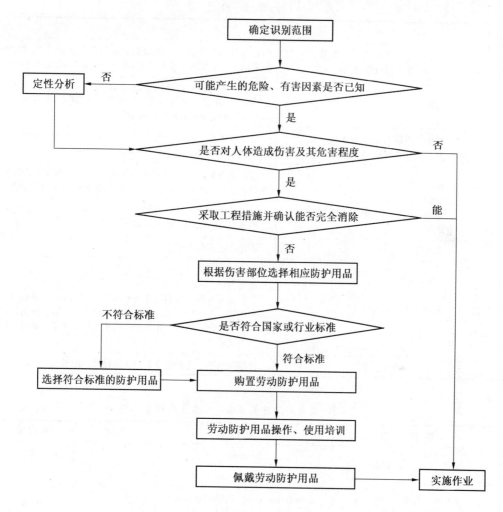

图 7-9　个体防护用品的识别、评价、选择程序

（一）接触粉尘、有毒有害物质

接触粉尘、有毒有害物质的劳动者应当根据不同粉尘种类、粉尘浓度及游离二氧化硅含量和毒物的种类及浓度配备相应的呼吸器（表 7-6）、防护服、防护手套和防护鞋等。具体可参照《呼吸防护用品自吸过滤式防颗粒物呼吸器》（GB 2626）、《呼吸防护用品的选择、使用及维护》（GB/T 18664）、《防护服装化学防护服的选择、使用和维护》（GB/T 24536）、《手部防护　防护手套的选择、使用和维护指南》（GB/T 29512）和《个体防护装备足部防护鞋（靴）的选择、使用和维护指南》（GB/T 28409）等标准。

工作场所存在高毒物品目录中的确定人类致癌物质（表 7-7），当浓度达到其 1/2 职业接触限值（PC-TWA 或 MAC）时，用人单位应为劳动者配备相应的劳动防护用品，并指导劳动者正确佩戴和使用。当接触其他有毒物质时可参照高毒物品目录中确定人力致癌物质的配备标准进行配备。

表7-6 呼吸器的选用

危害因素	分 类	要 求
颗粒物	一般粉尘，如煤尘、水泥尘、木粉尘、云母尘、滑石尘及其他粉尘	过滤效率至少满足《呼吸防护用品自吸过滤式防颗粒物呼吸器》(GB 2626) 规定的 KN90 级别的防颗粒物呼吸器
	石棉	可更换式防颗粒物半面罩或全面罩，过滤效率至少满足《呼吸防护用品自吸过滤式防颗粒物呼吸器》(GB 2626) 规定的 KN95 级别的防颗粒物呼吸器
	矽尘、金属粉尘（如铅尘、镉尘）、砷尘、烟（如焊接烟、铸造烟）	过滤效率至少满足《呼吸防护用品自吸过滤式防颗粒物呼吸器》(GB 2626) 规定的 KN95 级别的防颗粒物呼吸器
	放射性颗粒物	过滤效率至少满足《呼吸防护用品自吸过滤式防颗粒物呼吸器》(GB 2626) 规定的 KN100 级别的防颗粒物呼吸器
	致癌性油性颗粒物（如焦炉烟、沥青烟等）	过滤效率至少满足《呼吸防护用品自吸过滤式防颗粒物呼吸器》(GB 2626) 规定的 KP95 级别的防颗粒物呼吸器
化学物质	窒息气体	隔绝式正压呼吸器
	无机气体、有机蒸气	防毒面具 面罩类型： 工作场所毒物浓度超标不大于 10 倍，使用送风或自吸过滤半面罩；工作场所毒物浓度超标不大于 100 倍，使用送风或自吸过滤全面罩；工作场所毒物浓度超标大于 100 倍，使用隔绝式或送风过滤全面罩
	酸、碱性溶液、蒸气	防酸碱面罩、防酸碱手套、防酸碱服、防酸碱鞋

表7-7 高毒物品目录中确定人类致癌物质　　　　mg/m³

序号	毒 物 名 称	英 文 名 称	MAC	PC‑TWA
1	苯	benzene	—	6
2	甲醛	formaldehyde	0.5	—
3	铬及其化合物(三氧化铬、铬酸盐、重铬酸盐)	chromic and compounds(chromium trioxide,chromate,dichromate)	—	0.05
4	氯乙烯	vinyl chloride	—	10
5	焦炉逸散物	coke oven emissions	—	0.1
6	镍与难溶性镍化合物	nickel and insoluble compounds	—	1
7	可溶性镍化合物	soluble nickel compounds	—	0.5
8	铍及其化合物	beryllium and compounds	—	0.0005
9	砷及其无机化合物	arsenic and inorganic compounds	—	0.01
10	砷化（三）氢、胂	arsine	0.03	—
11	（四）羰基镍	nickel carbonyli	0.002	—
12	氯甲基醚	chloromethyl methyl ether	0.005	—
13	镉及其化合物	cadmium and compounds	—	0.01
14	石棉总尘/纤维	asbestos	—	0.8 0.8 f/mL

注：根据最新发布的《高毒物品目录》和确定人类致癌物质随时调整。

用人单位在根据工作场所存在的有害因素类型选用个体防护用品时，也可进一步根据工作场所有害因素的测定值选用适宜的防护用品。对于呼吸防护用品，具体选用时可参照《呼吸防护用品的选择、使用与维护》（GB/T 18664）。该标准中给出了比较明确的呼吸防护用品选择思路和具体步骤。

选用的基本思路为：

（1）对作业环境进行职业危害识别评价，确定危害水平。

（2）明确各种呼吸防护用品的防护级别。

（3）选择防护级别高于危害水平的呼吸防护用品种类。

该标准中引入"危害因数"的概念，即现场有害物浓度与职业卫生标准限值的比值，该比值大于"1"，即危害因数大于"1"，说明作业现场有害物浓度超过职业卫生接触限值。危害因数越大，说明作业现场的有害物危害水平越高。计算危害因数时，应同时计算 PC – TWA 和 PC – STEL 的危害因数，取其中较大值作为作业现场的危害因数。

对于呼吸器的防护级别，引入"指定防护因数"的概念，即指某种呼吸器在适合使用者佩戴且正确使用的前提下，预期能将空气污染物浓度降低的倍数。对于各种不同的呼吸器，由于其功能设计和特点，一般具有相应级别的指定防护因数。比如，指定防护因数为 10 的防尘半面罩，可将作业现场有害物浓度降低约 10 倍。如果现场粉尘浓度是职业接触限值的 5 倍，则作业人员佩戴该类型防尘半面罩即合适，如果现场粉尘浓度超标超过 10 倍，则不能使用防尘半面罩，须选择具有更高指定防护因数的防尘呼吸器。各类型呼吸器的指定防护因数值见表 7 – 8。

表7-8　各类型呼吸器的指定防护因数值

呼吸防护用品类型	面罩类型	正压式	负压式
自吸过滤式	半面罩	不适用	10
	全面罩		100
送风过滤式	半面罩	50	不适用
	全面罩	>200 ~ <1000	
	开放型面罩	25	
	送气头罩	>200 ~ <1000	
供气式	半面罩	50	10
	全面罩	1000	100
	开放型面罩	25	不适用
	送气头罩	1000	
携气式	半面罩	>1000	10

对于大多数作业环境，可依据上述原理选择指定防护因数大于危害因数的呼吸防护用品。但是，对于 IDLH（立即威胁生命和健康）环境，如含氧量低于 18% 的缺氧环境，危害物种类、性质及浓度等未知的环境，以及有害物浓度超过 IDLH 浓度的环境，进入该环

境作业时，应选择配备全面罩的正压携气式呼吸器等高防护等级的呼吸器。

（二）接触噪声

接触噪声的劳动者，当暴露于 80 dB≤$L_{EX,8h}$<85 dB 的工作场所时，用人单位应当根据劳动者需求为其配备适用的护听器；当暴露于 $L_{EX,8h}$≥85 dB 的工作场所时，用人单位应为劳动者配备适用的护听器，并指导劳动者正确佩戴和使用。劳动者暴露于工作场所 $L_{EX,8h}$=85~95 dB 的，应选用护听器 SNR（单值噪声降低数）为 17~34 dB 的耳塞或耳罩；劳动者暴露于工作场所 $L_{EX,8h}$≥95 dB 的，应选用护听器 SNR≥34 dB 的耳塞、耳罩或者同时佩戴耳塞和耳罩，耳塞和耳罩组合使用时的声衰减值，可按二者中较高的声衰减值增加 5 dB 估算。具体可参照《护听器的选择指南》（GB/T 23466）。

对于听力防护用品的选择，首先要确定噪声作业环境下实现听力的有效防护所需要的护听器的 SNR 值，然后再根据作业条件和佩戴者的使用特点，选择具体式样的护听器。目前有两种根据现场噪声水平选择护听器 SNR 值的方法，分别介绍如下。

1. 依据 A 声级噪声选择

根据卫生部颁布的《工业用人单位职工听力保护规范》（卫法监发〔1999〕第 620 号）的要求，可根据作业场所 A 声级噪声 LA 监测结果选择护听器，要求护听器的 SNR 值乘以 0.6 后应大于噪声超标值。

例如，某作业现场 8 h 噪声暴露为 95 dB（A），超标 10 dB（A），计算所需护听器的最小 SNR 值为

$$护听器最小 SNR 值 = (LA - 85 dB) ÷ 0.6 = (95 dB - 85 dB) ÷ 0.6 = 17 dB$$

通常，使用者佩戴护听器后实际接触噪声值在 75~80 dB 之间最为理想，因此上述示例中最终可选择 SNR 值为 25~33 dB 的护听器。

2. 依据 C 声级噪声选择

按照《护听器的选择指南》（GB/T 23466—2009），可根据作业现场 C 声级噪声 LC 监测结果选择护听器，即用 LC 减去护听器 SNR 值后应大于职业卫生接触限值标准 85 dB，并要求使用护听器后，接触噪声的最佳范围是 75~80 dB。

例如，某作业场所 8 h 的噪声暴露为 98 dB，C 声级噪声为 100 dB，则所选护听器的最佳 SNR 值为

$$护听器最佳 SNR 值 = LC - 85 dB + (5~10) dB$$
$$= 100 dB - 85 dB + (5~10) dB = (20~25) dB$$

（三）接触电离辐射

工作场所中存在电离辐射危害的，经危害评价确认劳动者需佩戴劳动防护用品的，用人单位可参照电离辐射的相关标准及《个体防护装备配备基本要求》（GB/T 29510）为劳动者配备劳动防护用品，并指导劳动者正确佩戴和使用。

二、个体防护用品的发放、报废与更换

（一）购买与发放

用人单位应当建立防护用品管理责任制，设置防护设施用品机构或者组织，配备专（兼）职防护用品管理员，制定并实施防护用品管理规章制度，定期对防护用品的使用情

况进行检查,督促劳动者正确使用好防护用品。

用人单位选用的防护用品应当能控制职业病危害因素对劳动者健康的损害,向劳动者配发足够数量的防护用品,与劳动者签订防护用品使用责任书,对劳动者进行防护用品使用方法、性能和使用要求等相关知识培训,指导劳动者正确使用职业病防护用品。在购置防护用品产品时,为保证防护用品的质量和防护用品符合国家标准和卫生要求,购置防护用品的产品应当符合下列内容:

(1)产品名称、型号。

(2)生产用人单位名称及地址。

(3)合格证和使用说明书,使用说明书应当同时载明防护性能、适应对象、使用方法及注意事项。

(4)检测单位应当具有国家有关部门的检测资质,检测内容应当有检测依据及防护效果的结论。

用人单位不准使用没有生产用人单位、没有产品名称、没有资质服务机构效果检测报告的防护用品产品。

用人单位应当依据《用人单位劳动防护用品管理规范》(安监总厅安健〔2015〕124号)、《个体防护装备选用规范》(GB/T 11651)、《呼吸防护用品的选择、使用及维护》(GB/T 18664)等文件与标准为接触职业病危害因素劳动者提供符合国家标准和卫生要求的防护用品。用人单位个人防护用品发放使用记录见表7-9。

表7-9 年度个人防护用品发放使用记录

车间名称	接触职业病危害因素	个人防护用品名称	型号	数量	领取人	领取日期

编制: 　　　　审核(签字): 　　　　　　　　编制日期: 　年　月　日

(二)使用期限与报废

个体防护用品的使用期限与作业场所环境、个体防护用品使用频率、个体防护用品自身性质等多方面因素有关。一般来说,使用期限应考虑以下3个方面的影响:

(1)腐蚀程度。根据不同作业对个体防护用品的磨损可划分为重腐蚀作业、中腐蚀作业和轻腐蚀作业。腐蚀程度反映作业环境和工种使用情况。

(2)损耗情况。根据防护功能降低的程度可分为易受损耗、中等受损耗和强制性报废。受损耗情况反映防护用品防护性能情况。

(3)耐用性能。根据使用周期可分为耐用、中等耐用和不耐用。耐用性能反映个体防护用品材质状况,如用耐高温阻燃纤维织物制成的阻燃防护服,要比用阻燃剂处理的阻燃织物制成的阻燃防护服耐用。

《个体防护用品选用规范》（GB/T 11651）规定，个体防护用品出现下列情况之一时，即予报废：

（1）所选用的个体防护用品技术指标不符合国家相关标准或行业标准。

（2）所选用的个体防护用品与所从事的作业类型不匹配。

（3）个体防护用品产品标识不符合产品要求或国家法律法规的要求。

（4）个体防护用品在使用或保管储存期内遭到破损或超过有效使用期。

（5）所选用的个体防护用品经定期检验和抽查不合格。

（6）当发生使用说明中规定的其他报废条件时。

（三）更换

当使用过滤式呼吸防护用品时，过滤元件需要定期更换，以保证呼吸防护的有效性。《呼吸防护用品的选择、使用及维护》（GB/T 18664）对过滤元件更换提出了以下要求。

1. 防尘过滤元件的更换

防尘过滤元件的使用寿命受颗粒物浓度、使用者呼吸频率、过滤元件规格及环境条件的影响。随颗粒物在过滤元件上的富集，呼吸阻力将逐渐增加以致不能使用。当下述情况出现时，应更换过滤元件：

（1）使用自吸过滤式呼吸防护用品人员感觉呼吸阻力明显增加时。

（2）使用电动送风过滤式防尘呼吸防护用品人员确认电池电量正常，而送风量低于生产者规定的最低限值时。

（3）使用手动送风过滤式防尘呼吸防护用品人员感觉送风阻力明显增加时。

（4）随弃式防尘口罩不可清洗，阻力明显增加时需整体废弃，更换新口罩，设计寿命一般为一个工作班。

2. 防毒过滤元件的更换

防毒过滤元件的使用寿命受空气污染物种类及其浓度、使用者呼吸频率、环境温度和湿度条件等因素影响。一般按照下述方法确定防毒过滤元件的更换时间：

（1）当使用者感觉空气污染物味道或刺激性时，应立即更换。利用空气污染物气味或刺激性判断过滤元件失效具有局限性，因此不能靠使用者的嗅觉判断防毒过滤元件的更换。

（2）对于常规作业，建议根据经验、实验数据或其他客观方法，确定过滤元件更换时间表，定期更换。

（3）每次使用后记录使用时间，帮助确定更换时间。

（4）普通有机气体过滤元件对低沸点有机化合物的使用寿命通常会缩短，每次使用后应及时更换；对于其他有机化合物的防护，若两次使用时间相隔数日或数周，重新使用时也应考虑更换。

3. 呼吸防护用品使用注意事项

根据有害物质、作业条件和劳动强度选用合适的呼吸防护用品。作业场所空气中氧气体积分数不足18%，不能用过滤式呼吸防护用品，应选用隔绝式呼吸防护用品。劳动强度大的作业人员选用吸气阻力小或送风式呼吸防护用品。呼吸防护用品在使用前应加强检查，使用后清洁、维护、妥善保管。纱布口罩不具有防尘、防毒功能，不能作为职业病防护用品使用。防尘口罩不能用于防毒。没有配防尘过滤元件，防毒面具不能用于防尘。选择呼吸防护用品时还应考虑现场作业情况、作业人员个人特点。

第八章 职业病危害管理措施

第一节 用人单位职业卫生管理的主要内容

用人单位实施职业卫生管理，目的在于在其实现发展、创造经济与社会价值的同时，保障生产力中劳动力要素的安全健康。这一目的的实现过程，也是用人单位具体贯彻落实职业病防治有关法律法规、政策与规范标准要求，为劳动者创造良好劳动条件，并通过促进干预措施保障劳动者身心健康的过程。因此，用人单位职业卫生管理的内容是依据职业病防治法律法规和标准的要求，围绕工作场所、劳动者和具体的作业管理实施的，具体主要包括职业卫生制度建设管理、职业病危害项目申报管理、建设项目职业病防护设施"三同时"管理、职业病防护设施与应急救援设施管理、工作场所管理、作业管理、职业健康监护管理、职业卫生培训管理以及职业卫生档案管理等内容。

一、职业卫生制度建设

建立健全职业卫生管理制度，是指用人单位在实施职业卫生管理过程中，依据《职业病防治法》等国家、地方职业卫生法律法规的要求，结合本单位的实际情况，建立健全本单位全体人员共同遵守的，用于预防、控制和消除职业病危害、保护劳动者职业健康的管理规范，从而为本单位的职业病防治工作奠定制度基础。存在职业病危害的用人单位应当制定职业病危害防治计划和实施方案，建立健全下列职业卫生管理制度和操作规程：

（1）职业病危害防治责任制度。

（2）职业病危害警示与告知制度。

（3）职业病危害项目申报制度。

（4）职业病防治宣传教育培训制度。

（5）职业病防护设施维护检修制度。

（6）职业病防护用品管理制度。

（7）职业病危害监测及评价管理制度。

（8）建设项目职业卫生"三同时"管理制度。

（9）劳动者职业健康监护及其档案管理制度。

（10）职业病危害事故处置与报告制度。

（11）职业病危害应急救援与管理制度。

（12）岗位职业卫生操作规程。

（13）法律法规、规章规定的其他职业病防治制度。

二、职业病危害项目申报管理

实施职业病危害项目申报，是指用人单位工作场所存在职业病目录所列职业病的危害因素的应按照《职业病防治法》《职业病危害项目申报办法》（国家安全生产监督管理总局令〔2012〕第48号）的规定，及时、如实地向所在地安监部门申报危害项目，并接受安全监管部门的监督管理。

三、建设项目职业病防护设施"三同时"管理

建设项目职业病防护设施"三同时"是指建设项目职业病防护设施必须与主体工程同时设计、同时施工、同时投入生产和使用，建设单位应对建设项目职业病防护设施"三同时"的过程和档案进行管理。

四、职业病防护设施与应急救援设施管理

职业病防护设施是指消除或者降低工作场所的职业病危害因素的浓度或者强度，预防和减少职业病危害因素对劳动者健康的损害或者影响，保护劳动者健康的设备、设施、装置、构（建）筑物等的总称。应急救援设施是指在工作场所设置的报警装置、辐射剂量测量设备、个人剂量监测设备、现场急救用品、洗眼器、喷淋装置等冲洗设备和强制通风设备，以及应急救援使用的通信、运输设备等。实施职业病防护设施与应急救援设施的管理，是指用人单位实施职业病防治管理的过程中，按照《职业病防治法》等法律法规和规范标准的要求，合理配备或设置符合标准规范要求的职业病防护设施、应急救援设备设施等，并通过定期的维护管理等来确保其有效运行。

五、工作场所管理

工作场所是指劳动者进行职业活动的全部地点。为了预防和消除职业病，我国《职业病防治法》《工作场所职业卫生监督管理规定》（国家安全生产监督管理总局第47号令）对产生职业病危害的用人单位的工作场所的职业卫生要求均作了相应规定，产生职业病危害因素的用人单位的工作场所须达到以下基本要求：

（1）生产布局合理，有害作业与无害作业分开。

（2）工作场所与生活场所分开，工作场所不得住人。

（3）有与职业病防治工作相适应的有效防护设施。

（4）职业病危害因素的强度或者浓度符合国家职业卫生标准。

（5）有配套的更衣间、洗浴间、孕妇休息间等卫生设施。

（6）设备、工具、用具等设施符合保护劳动者生理、心理健康的要求。

（7）法律法规、规章和国家职业卫生标准的其他规定。

工作场所职业卫生管理的内容涉及较多，既包括工作场所存在的职业病危害因素的基本辨识与特征分析，也包括职业病危害因素的检测与评价、生产工艺设备布局、辅助用室的设置以及职业病危害警示标识设置管理等内容。

六、作业管理

作业管理是在职业病危害作业辨识分析的基础上，按照《职业病防治法》等法律法规和标准规范的要求，编制满足要求的作业指导书，实施职业病危害严重作业的特殊管理等内容。企业职业卫生管理员应根据《工作场所职业病危害作业分类　第1部分：生产性粉尘》（GBZ/T 229.1）、《工作场所职业病危害作业分类　第2部分：化学物》（GBZ/T 229.2）、《工作场所职业病危害作业分类　第3部分：高温》（GBZ/T 229.3）和《工作场所职业病危害作业分类　第4部分：噪声》（GBZ/T 229.4）中的相关标准和要求，对工作场所职业病危害作业进行分类，并根据分类结果在管理行为、防护标识、防护设施以及个人防护用品等方面对工作场所进行分级管理。

七、职业健康监护管理

职业健康监护是以预防为目的，根据劳动者的职业接触史，通过定期或不定期的医学健康检查和健康相关资料的收集，连续性地监测劳动者的健康状况，分析劳动者健康变化与所接触的职业病危害因素的关系，并及时地将健康检查和资料分析结果报告给用人单位和劳动者本人，以便及时采取干预措施，保护劳动者的健康。职业健康监护主要包括职业健康检查和职业健康监护档案管理等内容。因此，在职业健康监护方面，职业卫生管理员应当协助用人单位组织劳动者做好各项职业健康检查工作、职业健康检查结果的汇总与统计分析、职业健康检查异常人员的处置，并建立健全劳动者的职业健康监护档案。

实施职业健康监护管理是指用人单位按照《职业病防治法》《职业健康监护技术规范》（GBZ 188）等法律法规和标准规范的要求，组织劳动者实施岗前、在岗期间、离岗和应急等的职业健康检查，做好检查结果异常的合理处置，并建立健全职业健康监护档案。

八、职业卫生培训管理

职业卫生培训管理是指用人单位按照《职业病防治法》等法律法规的要求，制定职业卫生培训计划并组织用人单位主要负责人、职业卫生管理人员和劳动者接受岗前和定期职业卫生培训的过程。培训内容包括职业卫生培训计划制定、职业卫生培训的实施、检查与记录等。

九、职业卫生档案管理

实施职业卫生档案管理，是指用人单位按照《职业病防治法》等职业卫生法律法规的要求，将用人单位职业卫生管理活动中形成的，能够准确、完整反映职业卫生工作的相关文件材料如职业病危害因素检测与评价档案、职业健康监护档案等完整记录并建档保存的过程。

第二节　用人单位职业卫生管理机构与管理人员

用人单位应当设置或者指定职业卫生管理机构或者组织，配备专职或者兼职的职业卫生管理人员，负责本单位的职业病防治工作，用人单位的主要负责人对本单位的职业病防治工作全面负责。职业卫生管理既是用人单位贯彻落实《职业病防治法》有关用人单位职业病防治工作的基本要求，也是其真正做好本单位职业病防治工作的前提和基础。职业卫生管理人员既是用人单位职业病防治工作政策制定的参与人，职业病防治工作具体实施的管理人，同时还是用人单位与政府职业卫生主管部门沟通与联系的纽带，也是用人单位主要负责人与劳动者职业卫生问题联系的枢纽。

用人单位职业病防治工作目标、任务的实现，要求职业卫生管理员必须在用人单位负责人的领导下承担具体的职业病防治工作职责，参与决策、组织协调本单位职业病防治工作事项的具体实施。

（1）组织并参与拟订本单位职业卫生管理制度、操作规程和职业病危害事故应急救援预案等。

（2）组织并参与本单位职业卫生检查与整改工作。

（3）组织并协调本单位职业病危害因素监测与检测工作。

（4）组织并协调本单位职业病防护设施的检查与检测工作。

（5）组织并协调本单位职业健康检查的实施以及对健康异常人员的后续处置工作。

（6）负责本单位个人使用职业病防护用品以及应急救援器材的管理。

（7）组织或者指导本单位职业卫生教育和培训工作。

（8）负责拟定本单位职业卫生年度工作计划以及职业卫生申报与统计工作。

（9）负责本单位职业卫生档案、职业健康监护档案等的管理。

（10）其他职业卫生管理内容。

《工作场所职业卫生监督管理规定》第八条明确指出：职业病危害严重的用人单位，应当设置或者指定职业卫生管理机构或者组织，配备专职职业卫生管理人员。其他存在职业病危害的用人单位，劳动者超过100人的，应当设置或者指定职业卫生管理机构或者组织，配备专职职业卫生管理人员；劳动者在100人以下的，应当配备专职或者兼职的职业卫生管理人员，负责本单位的职业病防治工作。因此，职业卫生管理员是职业病防治中落实用人单位主体责任的重要措施，用人单位应按照法律法规要求，设置专（兼）职职业卫生管理员。

在国外发达国家，用人单位配置职业卫生管理员均有相应的法律法规要求，并对职业卫生管理员的要求提出了详细规定。例如，日本规定常年保持50人以上的工作单位及存在有害作业的工作单位，应选聘第1类卫生管理者；常年保持10人以上的工作单位，应选聘安全卫生推进者。其卫生管理者应经过培训和考试合格，取得相应执照。日本卫生管理者执照包括卫生工程卫生管理者、第一类卫生管理者和第二类卫生管理者3类。卫生管理者必须经过培训和考试，合格后方可取得执照。

第三节　职业病防治工作计划的制定

职业病防治工作计划是用人单位职业病防治管理工作的重要环节，与用人单位生产经营计划一样，必须明确用人单位职业卫生工作拟定实现的目标以及实现这一目标所需解决的主要问题与措施，由此才能凝聚用人单位全体员工共同努力解决问题、通过持续改进来逐步实现用人单位的职业卫生方针。为此,《职业病防治法》明确要求用人单位应当制定职业病防治计划与实施方案。

用人单位内部的职业卫生管理机构与人员在制定和实施用人单位职业病防治工作计划中发挥着重要的作用,不仅负责用人单位整体计划的制定与实施,对于较大规模的用人单位,还应对用人单位下属层次的计划的制定与实施进行组织与指导。

一、职业病防治工作计划的内容

完整的职业病防治工作计划应包括以下内容:

(1)职业卫生基本方针。职业卫生基本方针是展示用人单位高层管理者对职业病防治工作的基本理念,是制定防治工作计划的重要背景与基础。

(2)目标。目标是用人单位各职能部门以及各层次为了实现基本方针要求,而基于当前的实际情况所制定的具体绩效水平。

(3)实施事项与工作计划。实施事项是根据基本方针要求而实现目标所需要的具体手段和措施,工作计划是针对每一实施事项而制定的定期行动方案。

二、职业病防治工作计划的制定

为了确保能够科学、有效地制定和实施职业病防治工作计划,在具体计划制定与实施过程中,必须注意以下问题:①充分掌握用人单位及各职能部门与层次的实际状况,确保计划与实际相符;②确保计划的内容能够充分反映各职能部门与各生产现场人员的意见;③不能简单地将各部门与现场的实施事项予以罗列,而应重点关注能够有效预防职业病危害的事项;④应确保用人单位、职能部门以及不同层次之间所制定计划的逻辑相关性;⑤针对每一实施事项,应尽量明确年度所要达到的绩效水平;⑥针对每一实施事项,应通过月度工作计划来明确具体的"哪一部门、何人、何时、如何做"等有关实施的要求;⑦对工作计划的进展状况应定期检查,必要时予以修改。

为此,职业病防治工作计划的制定一般包括以下过程。

(一)掌握存在的问题

很多用人单位在制定职业病防治工作计划时,是根据前一年以及本单位以往职业病危害的情况、日常关注的职业病防治的问题,以及上级主管部门的意见和政府监管部门的指导要求,由职业卫生管理人员来独自确定计划的实施事项。但是,由于这种计划制定方法不能反映现场作业人员的意见,也未能综合性地掌握本单位职业卫生工作的实际状态,故往往致使所制定的计划缺乏防止职业病的有效性。

因此,应从所有作业现场的讨论开始,综合性地检查现场职业卫生活动的实际状态,倾听有关人员的意见,掌握现场存在的问题点,从而制定出有助于防治职业病并能提高职业卫生管理水平的工作计划。

(1)首先由各个作业现场,通过防护设施的日常检查结果、工作场所职业病危害检测结果、日常职业卫生检查结果以及员工作业状况等多个角度,列出每一项工作场所存在的问题点及其解决的方案。这不仅有助于提高现场员工参加职业卫生活动的意识,也有助于教育员工采取正确的、避免职业病危害的作业方法。

（2）基于各个作业现场提出的问题点及其解决方案，职业卫生管理人员应结合用人单位职业健康检查结果、现场职业病危害因素检测结果、职业病防护设施自主检测结果、定期职业卫生检查结果以及职业卫生管理制度与作业标准的完善情况等，从众多现场问题点中筛选出用人单位共通的、对于防止职业病发生至关重要的关键问题，并分析所存在每一问题的本质性原因，从而形成工作计划中每一实施事项的具体对象问题。

（二）确定实施事项与工作计划

针对反映问题本质性原因的对象，职业卫生管理人员应从技术、经济、可行性的角度，策划和制定解决问题的具体实施事项与工作计划。工作计划中应在每一实施步骤中，明确责任部门或人员、实施的具体方法与时间以及所应达到的绩效水平等。

（三）确定工作目标

职业卫生工作目标应在确定的实施事项与工作计划基础上综合考量，针对作业场所职业病危害因素的检测水平、防护设施的改善要求、职业健康监护的实施与后续处理、员工职业卫生教育培训以及作业标准完善等方面，提出易于评估与考核的量化性要求。

第四节　职业病防治制度的建立和完善

建章立制是用人单位职业卫生管理工作规范、有序的前提和保障，也是职业卫生法律法规对用人单位职业病防治工作的基本要求。所谓职业病防治制度是指由用人单位制定，在用人单位职业活动过程中全体人员应当共同遵守的，用于预防、控制和消除职业病危害、保护劳动者职业健康的管理规范。职业卫生管理员应当根据国家、地方的职业病防治法律法规的要求，结合本单位的实际情况，协助单位制定相应的职业病防治规章制度。

一、要求

用人单位职业卫生管理员应当根据国家、地方的职业病防治法律法规的要求，结合本单位的实际情况，协助用人单位制定相应的规章制度。建立本单位的职业病防治制度，应当遵循下述几个基本要求：

（1）全面性，即所建立的职业病防治制度应当涵盖国家法律法规所规定的主要内容，不仅要有具体的职业卫生管理方面的制度，还应当包括设备设施管理、防护用品管理等方面的具体内容。

（2）与法律法规、标准的衔接性，即所建立的职业病防治制度应当与国家、地方职业病防治有关的法律法规等紧密衔接，满足用人单位贯彻、落实职业病防治法规标准的要求。

（3）实用性与可操作性，即建立职业病防治制度的目的是为了促进和规范单位的职业病防治工作，所建立的制度必须适应本单位职业病防治工作的需要，应当针对本单位的工作特点、职业病危害特征，形成具体的、可操作的规范性要求，明确单位内部相关职业病防治责任主体的责权与义务，切忌流于形式、疏于内容而无可操作性与实际应用价值。

（4）时效性，因为职业卫生法律法规和标准会有经常性的更新，国家和地方的产业政策、职业卫生管理要求也是动态的、不断细化和深入的，因此，所建立的职业病防治制度一定要动态更新，确保其符合国家和地方最新的职业卫生法律法规和相关产业政策的要求。

二、方法

以国家和地方的职业卫生法规要求作为依据，结合本单位生产经营等活动的具体内容、职业病危害的特点，按照前述职业病防治制度建立的基本要求，构建本单位职业病防治制度的框架，逐一形成具体的职业病防治制度草案，并在充分征求主要负责人、班组管理人员、现场工作人员以及当地有关职业卫生专家等意见的基础上予以完善，是建立健全一个单位职业病防治制度的基本思路与方法。

（一）构建框架

《职业病防治法》对职业病防治工作前期预防、劳动过程中的防护与管理等内容作了详细规定，《工作场所职业卫生监督管理规定》（国家安全生产监督管理总局令〔2012〕第47号）等部门规章对用人单位应当实施的职业病防治工作作出了详细的规定。职业卫生管理员可依据职业病防治有关法规的要求，明确用人单位应当开展的职业病防治工作内容，从原辅材料管理、设备管理、场所管理、作业管理、健康管理等多个方面，构建用人单位职业病防治制度的框架。

（二）形成草案

根据形成的职业病防治制度框架，对框架范围内所包含的制度内容，逐一依据法律法规的规定，结合本单位生产经营活动的类型、职能部门责任分工、单位内部事项工作流程等的实际情况，形成职业病防治制度的草案。

（三）修改完善

形成制度草案后，应当在征求单位主要负责人、相关职能部门管理人员、班组管理人员、现场工作人员等的意见的基础上进行完善，如果条件许可，可进一步征求当地职业卫生专家等意见，并根据相关人员的建议修改完善，确保制度的全面性、实用性与有效性。

（四）持续改进

如前所述，国家和地方的职业病防治的法律法规、标准和政策要求等是动态变化的，一个单位所制定的职业病防治制度在实际应用或者执行过程中，也可能会发现需要纠正或者完善的问题，因此，制度建立完成并生效后，应当坚持持续改进，确保其时效性与可操作性。

另外，在职业病防治制度执行的过程中，随着用人单位技术改进或者其他新情况的出现，职业卫生管理员应该根据用人单位实际的职业病发生情况，对职业病防治制度进行适时调整。

三、内容

广义上讲，用人单位的职业病防治制度既包括职业病防治责任制、职业病防治前期预防与劳动过程中有关管理的要求，也包括具体职业病危害作业的操作规程或作业指导书。

（一）职业病防治责任制

职业病防治责任制是用人单位防治职业病的总体责任要求，是明确单位职业病防治的领导、组织、管理及相关人员职责的基本制度。该制度应当包括或明确单位防治职业病的基本组织管理体系、单位职业病防治的责任人、责任部门及其具体职责等相关内容。

（二）具体管理制度

职业病防治的具体管理制度所包含的内容相对较多，涉及职业病防治前期预防、劳动过程中管理的方方面面，主要包括职业病危害项目申报、建设项目职业病危害评价、作业场所管理、作业场所职业病有害因素监测、职业病防护设施管理、个人职业病防护用品管理、职业健康监护管理、职业卫生培训、职业危害告知等方面内容。

职业病防治制度名称及主要内容见表 8-1。

表 8-1　职业病防治制度名称及主要内容

序号	制度名称	应包括的主要内容
1	职业病防治责任制度	(1)组织管理体系； (2)主要负责人责任； (3)分管负责人责任； (4)各部门负责人责任； (5)专(兼)职部门及人员责任； (6)职业病危害岗位人员责任
2	职业病危害警示与告知制度	(1)警示标识与公告、告知管理的责任部门及其责任； (2)警示标识与公告栏设置与管理的基本要求以及程序等； (3)警示制度应涵盖应当设置警示标识的设备、场所和岗位，警示的方式和内容等。 (4)告知制度应涵盖实施告知的不同环节、方式、内容等，包括合同告知职业病危害、公告栏公告制度、作业场所公告检测评价结果、岗位设置危害告知卡等； (5)警示标识的悬挂、张贴及其更新的管理，以及公告栏公告内容的悬挂、张贴及其更新管理要求
3	职业病危害项目申报制度	(1)申报工作负责人； (2)申报表填写、审查与上报的程序及其管理； (3)变更申报等的办理； (4)申报回执等资料的存档管理
4	职业病防治宣传教育培训制度	(1)明确教育培训负责部门和培训对象(负责人、管理人员、特种作业人员、在岗员工、新进员工、转岗人员、外来人员、临时工作人员等)； (2)明确各类人员接受职业危害教育的内容(思想、政策、法律法规、事故教训、职业危害基本技能、常识、经验等)及教材； (3)明确培训应达到的目的及资格要求； (4)明确教育方式、培训时间、考核方式； (5)明确必须持证上岗的人员，依法接受有关培训、考核(包括复审)管理规定的要求
5	职业危害防护设施维护检修制度	(1)制定职业危害维护检修规定； (2)明确维护检修单位和检修人的职责范围； (3)明确检修的种类； (4)各类检修作业应当遵循的规程或规定； (5)检修的程序和要求； (6)检修的记录要求； (7)检修的验收要求

表 8 - 1（续）

序号	制度名称	应包括的主要内容
6	职业病防护用品管理制度	(1)明确配备标准； (2)明确采购及特种劳保用品供应方的资质审验办法； (3)明确劳保用品的发放、使用、报废管理办法和管理责任人
7	职业病危害监测、检测和评价管理制度	(1)日常监测： a)明确日常监测负责部门与监测执行人员； b)明确职业病危害因素的监测方式、方法、频次及其记录； c)明确监测发现问题后的报告、处理方法与程序； d)监测仪器设备的维护管理。 (2)检测和评价： a)检测、评价管理的负责部门； b)实施委托检测与评价的情形； c)委托检测与评价的实施程序，质量控制等内容； d)检测或评价所发现问题的报告、处理方法与程序
8	建设项目职业卫生"三同时"管理制度	(1)建设项目职业卫生"三同时"负责部门； (2)建设项目可行性研究报告职业卫生内容的编制管理； (3)建设项目职业病危害预评价的实施，预评价报告的备案与审核管理； (4)职业病防护设施设计专篇的编制及审查管理； (5)职业病防护设施的施工与内部验收管理； (6)建设项目职业病危害控制效果评价的实施，职业病防护设施的竣工验收管理
9	职业健康监护及其档案管理制度	(1)职业健康监护的负责部门； (2)实施职业健康检查的人群范围； (3)不同类型职业健康检查的管理，包括上岗前、在岗期间、离岗、应急等类型职业健康检查的实施程序等； (4)职业健康检查结果的告知与异常等情况的处置管理； (5)职业健康监护档案的建立、存放、复印等的管理； (6)职业健康监护档案相关材料的归档与管理，如职业健康监护委托书，职业健康检查结果报告和评价报告，职业病报告卡，对职业病患者、患有职业禁忌证者和已出现职业相关健康损害从业人员的处理和安置记录
10	职业病危害检查和整改制度	(1)职业病危害检查负责部门和人员，以及相应的任务和职责； (2)职业病危害检查方式、周期、程序与内容； (3)对检查中发现问题的处理方式、方法，需要整改的，整改期限及复查要求等
11	职业病危害事故处置与报告制度	(1)职业病危害事故紧急处置的方式和内容； (2)职业病危害事故报告的程序和内容； (3)职业病危害事故调查处理过程中有关职能部门责任； (4)职业病危害事故后整改与复查的基本程序； (5)职业病危害事故档案和台账的管理
12	职业病危害应急救援管理制度	(1)职业病危害事故应急机构，明确各人员应急救援管理责任； (2)应急救援设备设施的配备、维护和管理； (3)应急救援预案； (4)应急救援的演练与预案改进； (5)应急救援设备设施、演练记录等台账的管理

表 8 - 1（续）

序号	制度名称	应包括的主要内容
13	职业卫生档案管理制度	（1）职业卫生档案管理部门； （2）职业卫生档案的内容、保持期限等要求； （3）职业卫生档案的归类、转移、复印等的管理
14	外来施工单位及人员的职业危害管理制度	（1）外来施工单位及人员的资质要求； （2）对外来施工单位及人员的教育和检查办法； （3）职业危害协议签订要求
15	"四新"职业危害风险评估制度	用人单位引进新材料、新设备、新工艺、新技术前进行职业病危害风险评估的流程和分工
16	岗位职业健康操作规程	建立健全各岗位职业健康操作规程，并张贴在操作岗位，主要内容包括： （1）生产操作方法和要求； （2）重点操作的复核、操作过程的职业危害要求和劳动保护； （3）异常情况处理和报告； （4）工艺卫生和环境卫生

第五节　职业病危害项目申报

《职业病危害项目申报办法》（国家安全生产监督管理总局令〔2012〕第 48 号）规定，工作场所存在职业病危害因素的用人单位应当及时、如实地向所在地安监部门申报危害项目，并接受其监督管理。用人单位职业卫生管理员应积极配合用人单位和安监部门进行职业病危害因素的申报工作。在汇总、填报用人单位职业病危害项目信息的基础上，如实、及时地向所在地安监部门申报。

一、职业病危害项目申报目的

职业病危害项目申报是职业病防治的一项基本制度，目的在于通过用人单位积极主动地申报存在职业病危害的项目，安监部门掌握其工作场所存在的职业病危害因素的类型、存在环节和分布情况，从而为进一步的职业卫生监督检查、指导和评估等工作奠定基础。

二、职业病危害项目申报的准备工作

（一）辨识与分析存在的职业病危害因素

对照《职业病危害因素分类目录》中所列的职业病危害因素，通过对用人单位生产工艺和设备等的分析，结合生产过程中所使用到的原辅材料及其性状等，确定建设项目工作场所可能产生或存在的职业病危害因素的类型、存在环节、接触人数等内容。

（二）汇总职业病危害因素接触情况

在辨识与分析职业病危害的基础上，应对职业病危害因素的分布情况（存在的场所、环节、接触的人员等）进行汇总，包括接触职业病危害因素的总人数、不同类型职业病危害因素类型的接触人数以及不同场所职业病危害因素的接触情况等。需要注意的是，由于存在一名作业人员同时接触多种类型职业病危害因素的情况，接触职业病危害因素的人数合计不是各危害因素接触人数的简单相加。

（三）填写职业病危害项目申报表

按照《职业病危害项目申报表》的要求，填写职业病危害项目基本信息，包括用人单位基本信息、用人单位职业卫生基本情况等。

（1）用人单位基本信息：单位注册地址、工作场所地址、用人单位规模、行业分类、登记注册类型、法定代表人、联系电话、劳动者总人数。

（2）用人单位职业卫生基本情况：职业卫生管理机构、职业卫生管理人员数（专职、兼职）、职业病累计人数、接触职业病危害因素总人数、分职业病危害因素类型的接触人数、分工作场所的职业病危害因素接触人数。

三、职业病危害项目申报的具体要求

填写完《职业病危害项目申报表》等材料后，按照《职业病危害项目申报管理办法》（国家安全生产监督管理总局令〔2012〕第48号）的要求上报相关材料。

（1）中央用人单位、省属用人单位及其所属用人单位的职业病危害项目，向其所在地设区的市级人民政府安全监管部门申报。其他用人单位的职业病危害项目，向其所在地县级人民政府安全监管部门申报。

（2）职业病危害项目申报同时采取电子数据和纸质文本两种方式。用人单位应当首先通过"职业病危害项目申报系统"进行电子数据申报（http://211.100.47.109/zywsmain/index.asp），同时将《职业病危害项目申报表》加盖公章并由本单位主要负责人签字后，连同有关文件、资料一并上报所在地设区的市级、县级安全监管部门。

（3）用人单位有下列情形之一的，应当按照向原申报机关申报变更职业病危害项目内容：

① 进行新建、改建、扩建、技术改造或者技术引进建设项目的，自建设项目竣工验收之日起30日内进行申报。

② 因技术、工艺、设备或者材料等发生变化导致原申报的职业病危害因素及其相关内容发生重大变化的，自发生变化之日起15日内进行申报。

③ 用人单位工作场所、名称、法定代表人或者主要负责人发生变化的，自发生变化之日起15日内进行申报。

④ 经过职业病危害因素检测、评价，发现原申报内容发生变化的，自收到有关检测、评价结果之日起15日内进行申报。

（4）用人单位终止生产经营活动的，应当自生产经营活动终止之日起15日内向原申报机关报告并办理注销手续。

第六节　建设项目职业病防护设施"三同时"管理

根据建设项目可能产生职业病危害的风险程度，将建设项目分为职业病危害一般、较重和严重3个类别。对可能产生职业病危害的建设项目，建设单位应当在建设项目可行性

论证阶段进行职业病危害预评价，编制预评价报告；在施工前按照职业病防治有关法律法规、规章和标准的要求，进行职业病防护设施设计；职业病防护设施建设期间，建设单位应当对其进行经常性的检查，对发现的问题及时进行整改，建设项目完工后，需要进行试运行的，其配套建设的职业病防护设施必须与主体工程同时投入试运行。试运行时间应当不少于30日，最长不得超过180日，国家有关部门另有规定或者特殊要求的行业除外。建设项目在竣工验收前或者试运行期间，建设单位应当进行职业病危害控制效果评价，编制评价报告。

国家安全监管总局在国务院规定的职责范围内对全国建设项目职业病防护设施"三同时"实施监督管理。县级以上地方各级人民政府安全生产监督管理部门依法在本级人民政府规定的职责范围内对本行政区域内的建设项目职业病防护设施"三同时"实施分级分类监督管理，具体办法由省级安全监管部门制定，并报国家安全监管总局备案。跨两个及两个以上行政区域的建设项目职业病防护设施"三同时"由其共同的上一级人民政府安全监管部门实施监督管理。上一级人民政府安全监管部门根据工作需要，可以将其负责的建设项目职业病防护设施"三同时"监督管理工作委托下一级人民政府安全监管部门实施；接受委托的安全监管部门不得再委托。

一、建设项目职业病防护设施"三同时"管理的基本要求

（一）建设单位的主体责任要求

建设单位对可能产生职业病危害的建设项目，应当依照《建设项目职业病防护设施"三同时"监督管理办法》（国家安全生产监督管理总局令〔2017〕第90号）进行职业病危害预评价、职业病防护设施设计、职业病危害控制效果评价及相应的评审，组织职业病防护设施验收，建立健全建设项目职业卫生管理制度与档案。对可能产生职业病危害的建设项目，建设单位应当在建设项目可行性论证阶段进行职业病危害预评价，编制预评价报告；在施工前按照职业病防治有关法律法规、规章和标准的要求，进行职业病防护设施设计；职业病防护设施建设期间，建设单位应当对其进行经常性的检查，对发现的问题及时进行整改，建设项目完工后，需要进行试运行的，其配套建设的职业病防护设施必须与主体工程同时投入试运行。试运行时间应当不少于30日，最长不得超过180日，国家有关部门另有规定或者特殊要求的行业除外。建设项目在竣工验收前或者试运行期间，建设单位应当进行职业病危害控制效果评价，编制评价报告。

建设项目职业病防护设施"三同时"工作可以与安全设施"三同时"工作一并进行。建设单位可以将建设项目职业病危害预评价和安全预评价、职业病防护设施设计和安全设施设计、职业病危害控制效果评价和安全验收评价合并出具报告或者设计，并对职业病防护设施与安全设施一并组织验收。

（二）分级管理要求

根据建设项目可能产生职业病危害的风险程度，将建设项目分为职业病危害一般、较重和严重3个类别。

属于职业病危害一般或者较重的建设项目，其建设单位主要负责人或其指定的负责人应当组织具有职业卫生相关专业背景的中级及中级以上专业技术职称人员或者具有职业卫

生相关专业背景的注册安全工程师（以下统称职业卫生专业技术人员）对职业病危害预评价报告、职业病防护设施设计、职业病危害控制效果评价报告进行评审以及对职业病防护设施进行验收，并形成是否符合职业病防治有关法律法规、规章和标准要求的评审意见；无论职业病危害一般、较重还是严重的建设项目，建设单位应当按照评审意见对职业病危害预评价报告、职业病防护设施设计进行修改完善，并对最终的职业病防护设施设计的真实性、客观性和合规性负责。职业病防护设施设计工作过程应当形成书面报告备查。属于职业病危害严重的建设项目，其建设单位主要负责人或其指定的负责人应当组织外单位职业卫生专业技术人员参加评审工作，并形成评审意见，且建设单位应在职业病防护设施验收前 20 日将验收方案向管辖该建设项目的安全监管部门进行书面报告。

职业病危害预评价或职业病防护设施设计通过评审后，建设项目的生产规模、工艺等发生变更导致职业病危害风险发生重大变化的，建设单位应当对变更内容重新进行职业病危害预评价或职业病防护设施设计及其评审。

二、建设项目职业病危害预评价及其管理

建设项目职业病危害预评价报告应当符合职业病防治有关法律法规、规章和标准的要求，并包括下列主要内容：

（1）建设项目概况，主要包括项目名称、建设地点、建设内容、工作制度、岗位设置及人员数量等。

（2）建设项目可能产生的职业病危害因素及其对工作场所、劳动者健康影响与危害程度的分析与评价。

（3）对建设项目拟采取的职业病防护设施和防护措施进行分析、评价，并提出对策与建议。

（4）评价结论，明确建设项目的职业病危害风险类别，及拟采取的职业病防护设施和防护措施是否符合职业病防治有关法律法规、规章和标准的要求。

建设单位进行职业病危害预评价时，对建设项目可能产生的职业病危害因素及其对工作场所、劳动者健康影响与危害程度的分析与评价，可以运用工程分析、类比调查等方法。其中，类比调查数据应当采用获得资质认可的职业卫生技术服务机构出具的、与建设项目规模和工艺类似的用人单位职业病危害因素检测结果。建设单位应当按照评审意见对职业病危害预评价报告进行修改完善，并对最终的职业病危害预评价报告的真实性、客观性和合规性负责。职业病危害预评价工作过程应当形成书面报告备查。

三、建设项目职业病防护设施设计及其管理

建设项目职业病防护设施设计应当包括下列内容：

（1）设计依据。

（2）建设项目概况及工程分析。

（3）职业病危害因素分析及危害程度预测。

（4）拟采取的职业病防护设施和应急救援设施的名称、规格、型号、数量、分布，并对防控性能进行分析。

（5）辅助用室及卫生设施的设置情况。

（6）对预评价报告中拟采取的职业病防护设施、防护措施及对策措施采纳情况的说明。

（7）职业病防护设施和应急救援设施投资预算明细表。

（8）职业病防护设施和应急救援设施可以达到的预期效果及评价。

四、建设项目职业病防护设施施工、控制效果评价及其竣工验收管理

建设项目投入生产或者使用前，建设单位应当依照职业病防治有关法律法规、规章和标准要求，采取下列职业病危害防治管理措施：

（1）设置或者指定职业卫生管理机构，配备专职或者兼职的职业卫生管理人员。

（2）制定职业病防治计划和实施方案。

（3）建立健全职业卫生管理制度和操作规程。

（4）建立健全职业卫生档案和劳动者健康监护档案。

（5）实施由专人负责的职业病危害因素日常监测，并确保监测系统处于正常运行状态。

（6）对工作场所进行职业病危害因素检测、评价。

（7）建设单位的主要负责人和职业卫生管理人员应当接受职业卫生培训，并组织劳动者进行上岗前的职业卫生培训。

（8）按照规定组织从事接触职业病危害作业的劳动者进行上岗前职业健康检查，并将检查结果书面告知劳动者。

（9）在醒目位置设置公告栏，公布有关职业病危害防治的规章制度、操作规程、职业病危害事故应急救援措施和工作场所职业病危害因素检测结果。对产生严重职业病危害的作业岗位，应当在其醒目位置设置警示标识和中文警示说明。

（10）为劳动者个人提供符合防治职业病要求的职业病防护用品。

（11）建立健全职业病危害事故应急救援预案。

（12）职业病防治有关法律法规、规章和标准要求的其他管理措施。

建设项目职业病危害控制效果评价报告应当符合职业病防治有关法律法规、规章和标准的要求，包括下列主要内容：

（1）建设项目概况。

（2）职业病防护设施设计执行情况分析、评价。

（3）职业病防护设施检测和运行情况分析、评价。

（4）工作场所职业病危害因素检测分析、评价。

（5）工作场所职业病危害因素日常监测情况分析、评价。

（6）职业病危害因素对劳动者健康危害程度分析、评价。

（7）职业病危害防治管理措施分析、评价。

（8）职业健康监护状况分析、评价。

（9）职业病危害事故应急救援和控制措施分析、评价。

（10）正常生产后建设项目职业病防治效果预期分析、评价。

（11）职业病危害防护补充措施及建议。

（12）评价结论，明确建设项目的职业病危害风险类别，及采取控制效果评价报告所提对策建议后，职业病防护设施和防护措施是否符合职业病防治有关法律法规、规章和标准的要求。

建设单位在职业病防护设施验收前，应当编制验收方案。验收方案应当包括下列内容：

（1）建设项目概况和风险类别，以及职业病危害预评价、职业病防护设施设计执行情况。

（2）参与验收的人员及其工作内容、责任。

（3）验收工作时间安排、程序等。

第七节　职业卫生信息和档案管理

用人单位职业卫生档案是指职业卫生管理活动中形成的，能够准确、完整反映职业卫生工作全过程的文字、资料、图纸、照片、报表、录音带、录像、影片、计算机数据等文件材料，是职业病防治过程的真实记录和反映，也是职业卫生行政执法监督的重要参考依据。

用人单位职业卫生管理员应负责职业卫生档案的管理，确保职业卫生档案完整、准确、系统、安全和有效。职业卫生档案应主要包括以下内容：

（1）职业病防治责任制文件，包括职业卫生相关职能部门以及不同层次的职业卫生管理的作用、职责和权限。

（2）职业卫生管理规章制度、操作规程，主要包括以下内容：①职业病危害防治责任制度；②职业病危害警示与告知制度；③职业病危害项目申报制度；④职业病防治宣传教育培训制度；⑤职业病防护设施维护检修制度；⑥职业病防护用品管理制度；⑦职业病危害监测及评价管理制度；⑧建设项目职业卫生"三同时"管理制度；⑨劳动者职业健康监护及其档案管理制度；⑩职业病危害事故处置与报告制度；⑪职业病危害应急救援与管理制度；⑫岗位职业卫生操作规程；⑬法律法规、规章规定的其他职业病防治制度。

（3）工作场所职业病危害因素种类清单、岗位分布以及作业人员接触情况等资料。

（4）职业病防护设施、应急救援设施的设置地点、时间、形式等基本信息，实施定期检查的检查时间、检查方法、检查部位、检查人员以及检查后的处置措施等信息，以及其检修与更换等记录。

（5）工作场所职业病危害因素检测与评价报告，包括监测与评价的机构、日期、结果等。

（6）职业病防护用品配备、发放、维护与更换等记录。

（7）主要负责人、职业卫生管理人员和职业病危害严重工作岗位的劳动者等相关人员职业卫生培训资料。

（8）职业病危害事故报告与应急处置记录。

（9）职业健康监护档案，主要包括以下内容：①劳动者姓名、性别、年龄、籍贯、婚姻等基本状况；②劳动者的职业史和高毒物品或高危粉尘职业病危害接触史；③相应工作场所高危粉尘或高毒物质的检测结果；④历次职业健康检查结果及处理情况；⑤职业病诊断、鉴定、治疗和医学随访观察等劳动者健康资料。

（10）建设项目职业卫生"三同时"有关技术资料，及其备案、审核、审查或者验收等有关回执或者批复文件。

（11）职业卫生安全许可证申领、职业病危害项目申报等有关回执或者批复文件。

（12）其他有关职业卫生管理的资料或者文件。

第八节　职业病防护设施的管理

职业病防护设施是指消除或者降低工作场所的职业病危害因素的浓度或者强度，预防和减少职业病危害因素对劳动者健康的损害或者影响，保护劳动者健康的设备、设施、装置、构（建）筑物等的总称，是用人单位预防职业病危害的根本性措施。为此，企业职业卫生管理员应能够正确地识别企业作业现场职业病危害因素发生（散）源，分析与其相关的工艺和作业的状况，策划、确定和实施防护设施设置计划，并对已设置的职业病防护设施进行定期维护检查。

为了确保通过工程控制技术措施来有效地消除或者降低工作场所的职业病危害因素，企业职业卫生管理员应在充分考虑工作场所职业病危害因素的检测结果、职业健康检查的检查结果以及现场职业卫生检查结果的基础上，依据所存在职业病危害因素的有害性程度，以及职业病危害因素发生（散）源的大小、数量、分布、职业病危害因素发生量与劳动者接触职业病危害因素作业时间的长短等因素，并结合相关职业卫生法规标准有关职业病防护设施设置的具体要求，来制定和实施职业病防护设施的设置计划。

职业病危害因素是指职业活动中影响劳动者健康的、存在于生产工艺过程以及劳动过程和生产环境中的各种危害因素的统称。按其存在形式可以分为有害物质和有害能量，生产工艺过程中产生的粉尘、化学毒物可以统称为有害物质，噪声、振动、辐射等物理因素可统称为有害能量。根据职业病危害因素存在形式的不同，应遵循以下职业病防护设施设置的原则来综合治理有害作业环境。

粉尘与化学毒物等有害物质的治理原则如下：

（1）停止生产和使用有害物质，用无毒或低毒物质代替有毒或高毒物质。

（2）改善有害的生产工艺防止有害物质扩散。

（3）产生有害因素的设备密闭化、自动化。

（4）将生产和使用有害物质的生产过程和设备隔离，或采用远距离操作。

（5）局部通风，包括采用局部排风装置或吹吸式通风装置。

（6）全面通风。

（7）改善作业行为、作业方法、作业程序等，防止有害物质的逸散。

（8）正确佩戴呼吸防护面具。

在上述方法中，排序越靠前的方法优先等级越高，该方法能够从根本上更有效地保护劳动者不会暴露在有害物质的作业环境中。

噪声、振动、辐射等有害能量的治理原则如下：

（1）采用不产生有害能量或产生较少的机械设备。

（2）变更工艺、材料以及作业方法，降低有害能量水平。

（3）利用吸收材料遮蔽有害能量发生源。

（4）将劳动者与有害能量发生源隔离。

（5）缩短作业时间。

随着使用时间的推移，职业病防护设施不可避免地会出现损伤和老化，从而降低设施的性能。因此，为了防止各种原因导致职业病防护设施的性能降低，并维持良好的作业环境状态，有必要对其进行检查，以确认设施的运转状态与性能是否按照设施时的要求正确运行，同时，当发现出现异常的状态和性能低下时，应迅速予以维护和改善。《职业病防治法》第二十六条规定，对职业病防护设备、应急救援设施和个人使用的职业病防护用品，用人单位应当进行经常性的维护、检修，定期检测其性能和效果，确保其处于正常状态，不得擅自拆除或者停止使用。

第九节　职业卫生培训管理

一、用人单位的职业卫生培训概况

当前用人单位职业卫生培训工作仍然存在着重视不够、责任不落实、投入不足、培训针对性和实效性不强、培训率偏低，劳动者特别是农民工不了解职业病危害对自身健康的损害、自我防护意识和防护能力差等问题，导致大量劳动者职业健康受到严重伤害。

职业安全健康工作的实践表明，进一步加强职业卫生培训工作，是坚守发展决不能以牺牲人的生命为代价这一安全红线的内在要求；是增强用人单位主要负责人和职业卫生管理人员的法律意识，提高用人单位职业病防治水平和劳动者自我防护能力的重要途径；是督促用人单位自觉履行职业病防治主体责任，预防和控制职业病危害，保障劳动者职业安全健康的源头性、基础性举措。用人单位要坚持以人为本、安全发展、绿色发展，牢固树立"培训不到位就是隐患"的观念，把职业卫生培训摆上更加重要的位置，切实把工作谋划好、部署好、落实好。

用人单位是职业卫生培训的责任主体。应当建立职业卫生培训制度，保障职业卫生培训所需的资金投入，将职业卫生培训费用在生产成本中据实列支。要把职业卫生培训纳入本单位职业病防治计划、年度工作计划和目标责任体系，制定实施方案，落实责任人员。要建立健全培训考核制度，严格考核管理，严禁形式主义和弄虚作假。要建立健全培训档案，真实记录培训内容、培训时间、训练科目及考核情况等内容，并将本单位年度培训计划、单位主要负责人和职业卫生管理人员职业卫生培训证明，以及接触职业病危害的劳动者、职业病危害监测人员培训情况等，分类进行归档管理。

用人单位应用新工艺、新技术、新材料、新设备或者转岗导致劳动者接触职业病危害因素变化的，应对劳动者重新进行职业卫生培训。用人单位将职业病危害作业整体外包或者使用劳务派遣工从事接触职业病危害作业的，应当将其纳入本单位统一管理，对其进行职业病防治知识、防护技能及岗位操作规程培训。用人单位接收在校学生实习的，应当对实习学生进行相应的职业卫生培训，提供必要的职业病防护用品。

二、培训内容及要求

用人单位主要负责人和职业卫生管理人员应当接受职业卫生培训，具备与本单位所从事的生产经营活动相适应的职业卫生知识和管理能力。

用人单位主要负责人主要培训内容包括国家职业病防治法律、行政法规和规章，职业病危害防治基础知识，结合行业特点的职业卫生管理要求和措施等。初次培训不得少于16学时，继续教育不得少于8学时。

职业卫生管理人员主要培训内容：包括国家职业病防治法律、行政法规、规章以及标准，职业病危害防治知识，主要职业病危害因素及防控措施，职业病防护设施的维护与管理，职业卫生管理要求和措施等。初次培训不得少于16学时，继续教育不得少于8学时。职业病危害监测人员的培训，可以参照职业卫生管理人员的要求执行。

接触职业病危害的劳动者主要培训内容：包括国家职业病防治法规基本知识，本单位职业卫生管理制度和岗位操作规程，所从事岗位的主要职业病危害因素和防范措施，个人劳动防护用品的使用和维护，劳动者的职业卫生保护权利与义务等。初次培训时间不得少于8学时，继续教育不得少于4课时。煤矿接触职业病危害劳动者的职业卫生培训，按照有关规定执行。用人单位要突出存在硅尘、石棉粉尘、高毒物品以及放射性危害等职业病危害严重岗位上的劳动者，对其进行专门的职业卫生培训。要把从事接触职业病危害作业的农民工和派遣用工人员作为职业卫生培训的重点人群，针对其流动性大、文化程度偏低、职业病危害防护意识不强等特点，采取形式多样的培训，提高自我防护意识，并经考核合格后方可上岗。

以上3类人员继续教育的周期为一年。用人单位应用新工艺、新技术、新材料、新设备，或者转岗导致劳动者接触职业病危害因素发生变化时，要对劳动者重新进行职业卫生培训，视做继续教育。

三、培训工作的要求与实施

用人单位在按照年度计划实施职业卫生教育培训工作中，应突出两个重点、坚持三项原则。两个重点即培训人员要做到无遗漏，培训经费要重点保障。"三个原则"如下：

（1）生动而准确原则。教育培训方式方法要易于让受训人接受，并且培训内容要科学合理和准确。培训实施方法应尽量多样化，职业卫生管理员可结合本单位实际情况加以选择，如印刷职业卫生宣传板报、漫画、手册等资料发放给职工，用人单位组织员工收看有关职业健康的视频、节目，开展职业卫生教育小讲座，举办职业卫生知识竞赛等。

（2）职业卫生与安全生产相结合原则。安全与卫生要有机结合，既有效节约用人单位的人力、物力、时间等资源，又能方便安全生产监管部门的辅导、检查与交流沟通。

（3）分类教育原则。用人单位职业卫生管理员要针对班组长和基层劳动者等不同层次进行有针对性的培训。

四、培训结果的检查

在制定了职业卫生教育培训计划并付诸实施后，要对教育培训的效果进行检查。评价情况要能基本反映用人单位职业卫生健康工作的开展情况和实施效果，评价的分析总结要对本单位的职业病防治工作及培训工作具有改进和指导意义。

目前，用人单位最为普遍使用的培训评价方法有以下几种。

（一）学员的反映

在培训结束时向学员发调查问卷，使其对培训讲师的水平、课程内容的设置、授课质量以及是否实用等问题进行反馈。

（二）成绩的考核

对参与培训的学员进行职业卫生知识和技能测试的考核（考核内容可包括职业卫生相关的法律法规、本单位的职业卫生规章制度、职业卫生心理学、职业病类型及预防的相关知识、本单位的生产工艺及操作规程等），明确其在经过培训后本人的知识、技能、认知和态度是否提高和改观。

（三）行为的改变

确定学员是否经过培训改变了不良行为（不正确佩戴防护用品、违章操作等），通过培训后一段时间在作业现场的观察和记录，通过员工的违章率、犯错率等指标来反映员工行为的变化。

（四）产生的效果

对用人单位或某一个部门通过统计事故率、违章率等指标算出该组织在培训后一段时间里职业病防治效果如何。

附录

ICS 13.100
C 70

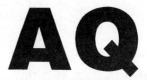

中华人民共和国安全生产行业标准

AQ/T 4274—2016

局部排风设施控制风速检测与评估
技　术　规　范

Technical specifications for test and evaluation of capture
velocity for local exhaust ventilation facilities

2016 –08 –29 发布　　　　　　　　　　　　2017 –03 –01 实施

国家安全生产监督管理总局　　发　布

目　次

前　　言

本标准按照 GB/T 1.1—2009 给出的规则起草。

本标准由国家安全生产监督管理总局职业健康司提出。

本标准由全国安全生产标准化技术委员会防尘防毒分技术委员会（SAC/TC 288/SC 7）归口。

本标准起草单位：中国安全生产科学研究院、浙江多谱检测科技有限公司、新疆维吾尔自治区安全科学技术研究院、西安建筑科技大学、北京市职业病防治研究院。

本标准主要起草人：陈建武、刘宝龙、周书林、杨斌、殷德山、肖结良、冀芳、李珏、王怡、张忠彬、郭金玉、王旭明、孙伟、周建洲、牛东升、杨宏刚、梁莎莎。

局部排风设施控制风速检测与评估技术规范

1 范围

本标准规定了局部排风设施控制点（面）位置、控制风速的检测方法与限值标准。
本标准适用于除井下以外其他局部排风设施控制风速的检测与评估。

2 规范性引用文件

下列文件对于本文件的应用是必不可少的。凡是注日期的引用文件，仅注日期的版本
适用于本文件。凡是不注日期的引用文件，其最新版本（包括所有的修改单）适用于本
文件。

GB/T 16758　排风罩的分类及技术条件

GB 50019　工业建筑供暖通风与空气调节设计规范

GB 50073　洁净厂房设计规范

GBZ 2.1　工作场所职业危害接触限值　第1部分：化学有害因素

GBZ/T 224—2010　职业卫生名词术语

3 术语和定义

下列术语和定义适用于本文件。

3.1

局部排风　local-exhaust ventilation，LEV
捕集和排出局部地点有毒有害物质的通风方式。
［GBZ/T 224—2010，定义8.2.4.2］

3.2

控制面　capture face
为控制有害物质而设定的截面。

3.3

开口面　open face
风罩的罩口断面。

3.4

控制点　capture point
距排风罩罩口最远的有害物放散点。
［GBZ/T 224—2010，定义8.3.1］

3.5

控制风速　capture velocity

将控制点处或控制面上有害物有效捕集所需的最小风速。

［GBZ/T 224—2010，定义 8.3.1；GB/T 16758—2008，定义 3.9］

3.6

检测点　sampling spot（s）

控制风速的检测位置。

4　控制面和控制点位置

4.1　密闭罩的控制面应为密闭罩孔口或缝隙的断面，如图 1 所示。其他类型密闭罩的控制面位置参照图 1 确定。

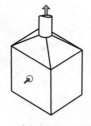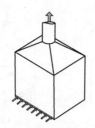

　　(a) 密闭罩孔口断面　　　　(b) 密闭罩缝隙断面

图 1　密闭罩控制面位置示意图

4.2　排风柜的控制面应为排风柜实际操作的开口面，图 2 中黑点所在开口面为排风柜的控制面。

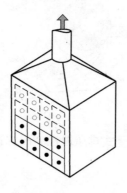

图 2　排风柜控制面位置示意图

4.3　外部排风罩控制点应为距排风罩罩口最远的有害物放散点。

4.3.1　当有害物发散源少且固定时，外部排风罩的控制点应为图 3 中黑点所在位置。

4.3.2　当有害物发散源多或不固定时，外部排风罩的控制点应为图 4 中黑点所在位置。

4.3.3 其他形式外部排风罩的控制点参照图3和图4确定。

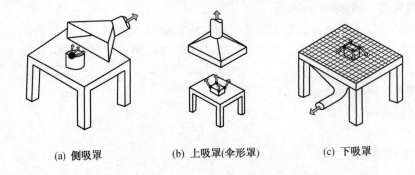

(a) 侧吸罩　　　　　(b) 上吸罩(伞形罩)　　　　　(c) 下吸罩

图3　有害物发散源固定时外部排风罩控制点位置示意图

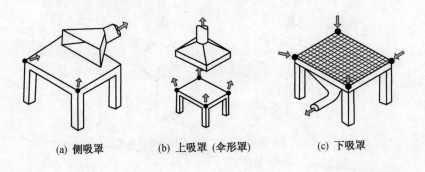

(a) 侧吸罩　　　　　(b) 上吸罩 (伞形罩)　　　　　(c) 下吸罩

图4　有害物发散源多或不固定时外部排风罩控制点位置示意图

4.4 接受式排风罩的控制面应为罩口开口面，如图5所示。

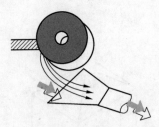

图5　接受式排风罩控制面位置示意图

5　控制风速检测方法

5.1　检测点

5.1.1 排风罩控制点应为检测点。

5.1.2 排风罩控制面应按 GB 16758 的规定确定控制面上的检测点。

5.2 检测条件

5.2.1 控制风速应在通风系统正常运行且稳定后进行检测。

5.2.2 检测时接受式排风罩的旋转体宜处于静止状态；当接受式排风罩旋转体与设备联动无法停止时，可在旋转体运行的情况下，检测接受式排风罩罩口控制面最远处的风速，视同旋转体处于静止状态时的控制风速。接受式排风罩罩口控制面最远点位置如图6所示。

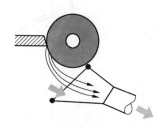

图6 接受式排风罩控制面最远点位置示意图

5.2.3 检测点处尽量避免干扰气流。

5.3 控制风速检测仪器：具有方向性的风速仪。

5.4 控制风速检测方法

5.4.1 在测量控制风速之前宜用发烟管/发烟器观测气流组织。观测位置参照图1～图6所示控制面和控制点位置，并进行记录。

5.4.2 将风速仪的探头置于检测点处，风速仪上的方向指示点应迎着风的方向。

注：控制点处的控制风速还可在风速仪上的方向指示点大致迎着风的方向时，来回慢慢旋转风速仪，其检测结果最大值的稳定读数作为控制风速的检测结果。

5.4.3 风速仪数值稳定后的风速为该检测点的风速。

5.4.4 各检测点的风速应至少检测3次，取其算术平均值作为该检测点的平均风速。

5.4.5 控制点的控制风速检测结果应为检测点的平均风速值；控制面的控制风速检测结果应为各检测点平均风速的最小值。

6 控制风速的限值要求

6.1 控制风速限值

6.1.1 控制风速限值应在不影响生产工艺的情况下，确保职业病危害因素浓度符合GBZ 2.1要求的同时，尽量符合节能要求。

6.1.2 控制风速限值在GB 50019、GB 50073等标准和技术手册中有特殊要求时按其规定执行；无特殊要求时，控制风速限值可按表1的规定执行。

6.2 控制风速的检测结果应不小于限值要求。

表 1 局部排风设施控制风速限值标准

排风罩类型		控制风速（m/s）	
		有毒气体	粉尘
密闭罩	0.4 m/s 0.4 m/s	0.4	0.4
排风柜	0.5 m/s～1.0 m/s	0.5	1.0
外部排风罩	侧吸式 0.5m/s～1.0m/s 0.5m/s～1.0m/s	0.5	1.0
	下吸式 0.5 m/s～1.0 m/s	0.5	1.0

表 1 局部排风设施控制风速限值标准（续）

排风罩类型			控制风速（m/s）	
			有毒气体	粉尘
外部排风罩	上吸式		1.0	1.2
	接受式排风罩		5.0	5.0

参 考 文 献

[1] 孙一坚，沈恒根. 工业通风［M］. 4 版. 北京：中国建筑工业出版社，2010.

[2] 张殿印，王纯. 除尘工程设计手册［M］. 2 版. 北京：化学工业出版社，2010.

[3] 蒋仲安，杜翠凤，牛伟. 工业通风与除尘［M］. 2 版. 北京：冶金工业出版社，2010.

[4] 谭天祐，梁风珍. 工业通风除尘技术［M］. 北京：中国建筑工业出版社，1984.

[5] 马中飞，沈恒根. 工业通风与除尘［M］. 北京：中国劳动社会保障出版社，2012.

[6] 刘宝龙. 工业企业防尘防毒通风技术［M］. 北京：煤炭工业出版社，2014.

[7] 许居鹢，陆哲明，邝子强. 机械工业采暖通风与空调设计手册［M］. 上海：同济大学出版社，2007.

[8] 沼野雄志. 简单局排设计教程［M］. 4 版. 东京：日本中央劳动灾害防治协会，2010.

[9] 朱伟民，李明宝，谭洪卫，等. 造船厂焊接车间通风方式的研究［J］. 暖通空调，2008，38（2）：18－21.

[10] 朱伟民，李明宝，谭洪卫，等. 造船厂焊接车间建筑条件对自然通风效果的影响［J］. 暖通空调，2007，37（4）：113－116.

[11] 杨璇，赵容. 治理电焊烟尘的通风措施探讨［J］. 中国卫生工程学，2004，3（1）：32－33.

[12] 史耀武. 新编焊接数据资料手册［M］. 北京：机械工业出版社，2014.

[13] 刘宝龙. 企业职业卫生管理人员培训教材［M］. 北京：煤炭工业出版社，2014.

[14] 魏志勇. 工业噪声与振动控制技术［M］. 北京：中国劳动社会保障出版社，2010.

[15] 赵良省. 噪声与振动控制技术［M］. 北京：化学工业出版社，2004.

[16] 广东省安全生产监督管理局. 船舶制造行业职业病预防控制与管理［M］. 北京：中国人民大学出版社，2014.

[17] 曾晋，陈燕舞. 涂料和涂装的安全与环保［M］. 北京：化学工业出版社，2012.

[18] 中国船舶工业安全生产培训中心. 船舶涂装作业安全技术［M］. 哈尔滨：哈尔滨工程大学出版社，2014.

[19] 杨乐华. 建设项目职业病危害因素识别［M］. 北京：化学工业出版社，2016.